Marine Battier-Sharaf
Naturally Lety

Bien dans mon ventre

Guide naturopathique pour en finir
avec ces maux qui nous gâchent la vie

JC Lattès

Avertissement

Les conseils présentés dans cet ouvrage n'ont pas pour objet de se substituer à un avis médical professionnel. Si vous souffrez d'une pathologie chronique, consultez votre médecin avant de mettre en application les remèdes présentés dans ce livre. N'arrêtez en aucun cas un traitement sans avis médical. Les auteures et l'éditeur déclinent toute responsabilité concernant les usages qui pourraient être faits du contenu de cet ouvrage.

Pour toutes les photos de cet ouvrage © Naturally Lety,
à l'exception de la p. 102 © The Picture Pantry/Getty Images,
et des p. 61, 89, 121 et de la 1ère de couverture © Chloeandyou.

Conception graphique : Oya Lydia Bierschwale

ISBN : 978-2-7096-6553-7

Première édition mai 2020.

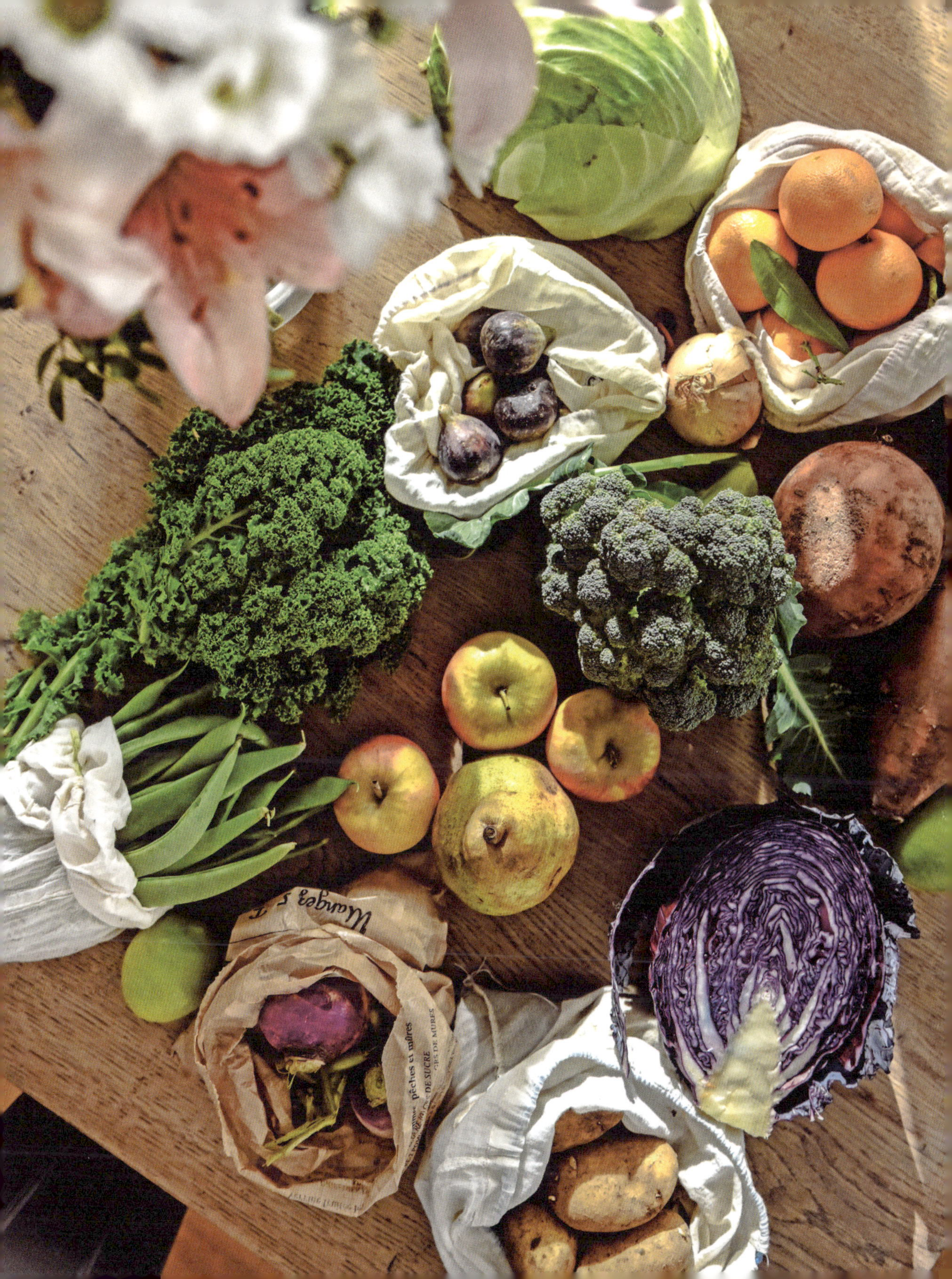
pêches et mûres
DE SUCRE
GRS DE MURES

Sommaire

INTRODUCTION 6
Qui sommes-nous ? 7
Qu'est-ce que la naturopathie ? 8
Notice de lecture du livre 10
Guide des recettes 11

PARTIE 1 : COMMENT ÇA FONCTIONNE À L'INTÉRIEUR DE MON VENTRE ?

1. Les organes digestifs ne font pas que digérer 14
2. La digestion : on coupe et on découpe, du macro au micro 15
- La bouche : étape plus importante qu'il n'y paraît 15
- Bain acide dans l'estomac 16
- Faux amis : ça m'aide vraiment à digérer ? 17
3. Assimilation choisie, les nutriments doivent montrer patte blanche 18
- Digestion dans l'intestin grêle 20
- Une immense surface d'absorption 20
- Porosité intestinale et « *leaky gut syndrome* » 21
- Qu'est-ce qui abîme la barrière intestinale ? 22
- Comment réparer ma muqueuse ? 24
4. Rencontre avec nos partenaires de vie : les bactéries 24
- Flore intestinale ou microbiote 24
- Humain et bactéries : une relation gagnant-gagnant 25
- Prendre soin de son microbiote 27
- Les bienfaits du vinaigre 29
- Les huiles essentielles au secours de notre santé 32
5. Élimination : par ici la sortie 34
Recettes 36

PARTIE 2 : AÏE, J'AI MAL

1. Le symptôme est un messager 56
2. Pourquoi ça brûle ? Douleurs, brûlures, tensions et spasmes 57
3. Suis-je une usine à gaz ? (Ballonnements, microbiote, SIBO...) 62
- La dysbiose 62
- La colopathie fonctionnelle ou syndrome de l'intestin irritable 64
4. Le transit : du mouvement dans les intestins 67
- Quand ça va trop vite 67
- Quand ça va trop lentement 68
Recettes 72

PARTIE 3 : POUR ÊTRE (VRAIMENT) BIEN DANS MON VENTRE

1. Avant de changer, on commence par observer 84
2. J'augmente ma vitalité pour mieux digérer 85
- Des assiettes « simples » 85
- Des pauses digestives 86
- Pauses digestives et hypoglycémie 88
- Manger du cru 91
3. Je rends tout plus digeste pour m'économiser 92
- La fermentation 92
- La germination 92
- La cuisson 94
4. Intolérances : quels aliments ne conviennent pas à mes intestins ? 95
- Les produits laitiers 96
- Les FODMAPs 97
- Les associations alimentaires 99
- Les additifs 100

5. Diminuer le sucre 100
6. Prendre le temps 101
7. Apprendre à respirer 103
8. Bouger et mettre du mouvement dans son corps 104
• Les bienfaits du mouvement modéré 104
• Quand on bouge beaucoup (trop) : les intestins du sportif 106
9. Le yoga, merveilleux outil pour la santé du ventre 107
• Les principes du yoga 107
• Des postures qui soulagent le ventre 108
10. Techniques complémentaires pour soulager le ventre 117
Recettes 118

PARTIE 4 : LE VENTRE FÉMININ

1. Douleur, souffrance et résignation, un destin féminin ? 140
2. La vessie 142
• Anatomie 142
• Lutter contre les troubles au niveau émotionnel 142
3. La vulve et le vagin 143
• Anatomie 143
• Vaginisme 144
• Vaginite, vulvite et mycose 144
4. Utérus, ovaires et trompes 145
• Anatomie 145
• Cycle menstruel (ovarien et utérin) 147
• Syndrome prémenstruel 149
• Endométriose 152
• SOPK 156
5. Périnée 158
• Anatomie 158
• Le préserver 160
• Le rééduquer 161
Recettes 164

PARTIE 5 : LE VENTRE EN LIEN ÉTROIT AVEC LE CŒUR ET LA TÊTE

1. Gérer son stress et ses émotions 170
• Système sympathique/parasympathique 170
• Le stress est devenu chronique 171
• Réduire le stress 171
2. Le ventre symbolique 172
• Marine et les allergies 173
• Le corps, gardien des émotions 176
3. Troubles alimentaires 177
4. Body positive : transformer le rapport à son ventre 179
• Parler à son ventre 180
• Aimer son ventre 180
5. Et mes problèmes de peau... ça viendrait pas du ventre ? 182
Recette 184

Programme RESET 186
Fiches urgences
1. Turista et diarrhée 187
2. Constipation 188
3. Ballonnement 189
4. Lourdeurs digestives et pause digestive 190
5. SPM et règles 191

Remerciements 192

Introduction

Ballonnements, intolérances, syndrome prémenstruel, fatigue, dépression… Cher lecteur, on sait combien les maux de ventre peuvent être handicapants, désociabilisants, épuisants… Si vous commencez la lecture de ce livre, il y a d'ailleurs de grandes chances pour que vous soyez une lectrice. Eh oui, statistiquement, les maux de ventre touchent davantage les femmes, qui seraient très largement sujettes aux troubles intestinaux et aux problèmes de transit, tandis que les hommes seraient plus concernés par les maux d'estomac.

Pourquoi une telle différence, d'un genre à l'autre ? Peut-être parce que, chez les femmes, l'axe cœur/corps/tête semble mieux préservé. Dès toutes petites, les filles sont invitées à ressentir leur corps, tandis que l'on encourage généralement les petits garçons à se couper de leurs émotions et sensations, jugées trop féminines. Ainsi, les femmes sont souvent plus connectées à leur corps et à et leurs sensations, et c'est tant mieux ! Le revers de la médaille, c'est que leur stress ou leurs contrariétés se lisent rapidement dans leur corps, entraînant tout un lot de maux et de douleurs. Et, bien souvent, que dit-on à une femme qui souffre ? « C'est dans ta tête. » « C'est comme ça. » « Il faut endurer. » Les femmes auraient leur lot de souffrances « naturelles » : c'est normal d'avoir mal pendant ses règles, c'est normal d'accoucher dans la douleur, c'est normal de souffrir… Après tout, on a une faute originelle à payer, non ? (Merci la tradition judéo-chrétienne !)

Et si l'on arrêtait définitivement de croire que la souffrance est un passage obligé ? Et si l'on écoutait vraiment notre corps, si l'on apprenait à comprendre son langage ? Si l'on répondait à ses besoins, à ses demandes ? Peut-être alors pourrions-nous ressentir sans souffrir. Peut-être pourrions-nous trouver des solutions avant que notre corps n'en vienne à crier !

Ce livre a été écrit pour vous donner des clés pour mieux comprendre comment votre corps fonctionne. Pour décortiquer les raisons pour lesquelles vous pouvez ressentir ces sensations déplaisantes au niveau du ventre, qui peuvent aller de la gêne à la douleur. Notre but : transformer durablement votre rapport à la douleur. Non, ce n'est pas une ennemie à faire taire, au contraire. La douleur est une amie qui souhaite le meilleur pour vous, celle qui vous dit, droit dans les yeux : « Cette personne n'est pas bonne pour toi. » C'est douloureux, oui… mais c'est pour votre bien ! Alors il est temps d'arrêter d'ignorer cette petite voix tellement précieuse pour prendre soin de sa santé.

Parce que nous avons à cœur de transmettre ce que la vie et nos métiers nous ont enseigné, *Bien dans mon ventre* a été imaginé pour vous aider à trouver des solutions à vos problèmes, en prenant en compte votre assiette, la façon dont vous digérez et assimilez, mais aussi vos émotions, votre stress, votre activité physique, votre sommeil, votre mode de vie… Car pour être vraiment bien dans son ventre, traiter le mal ne suffit pas. Il faut apporter une réponse globale, fidèle à l'esprit naturopathique. Alors bienvenue, et embarquons ensemble dans ce voyage au cœur de nos entrailles !

(Si vous êtes un homme, égaré par erreur, ou intéressé par notre propos, bienvenue aussi à vous ! Nous vous invitons à poursuivre ce livre, car vous pourrez vous aussi trouver des clés pour être bien dans votre ventre. Et si jamais nous nous adressons à vous au féminin, soyez indulgent. Et dites-vous que, quelque part, c'est de bonne guerre. Vous vivrez, pour une fois, ce que les femmes vivent depuis toujours. Sur ce, bonne lecture !)

Qui sommes-nous ?

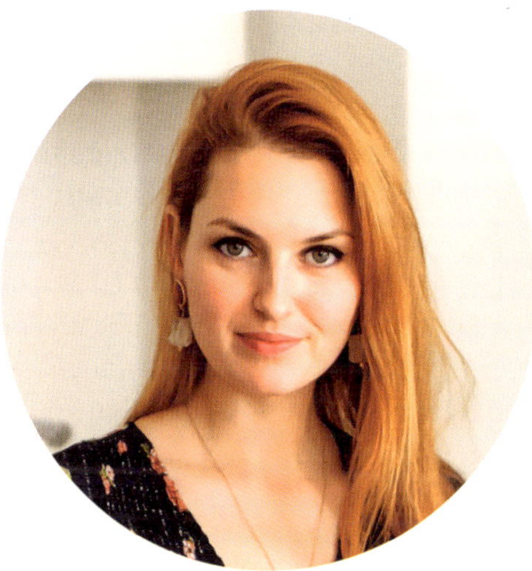

▶ **Marine**
Je suis naturopathe, formée à l'ISUPNAT et certifiée par la FÉNA. Je consulte, j'organise des ateliers et j'offre des formations sur le bien-être et la santé en entreprise. Je suis aussi une jeune maman de deux enfants et j'ai à cœur d'aider les femmes.

J'ai longtemps eu des problèmes de poids, de troubles du comportement alimentaire, d'allergies alimentaires, de dépression, de troubles digestifs... Les approches conventionnelles ne m'aidaient pas, je suis donc partie à la recherche de solutions, dans les livres, sur des sites anglo-saxons. J'ai expérimenté un certain nombre de choses en modifiant mon hygiène de vie : alimentation, exercice physique, techniques de gestion émotionnelle et de développement personnel, compléments alimentaires...

Peu à peu, sans m'en rendre compte, j'ai éliminé tous les problèmes de santé que je traînais depuis des années. Aujourd'hui, il ne me reste plus qu'une allergie à l'arachide. Je n'ai plus de problèmes digestifs tant que je fais ce qui est bon pour moi. En ayant renforcé ma santé, je peux même me permettre de faire des écarts régulièrement, sans en payer le prix ensuite.

Après avoir fait l'expérience de ce petit miracle, j'ai décidé de me former à la naturopathie afin de transmettre ce savoir et d'aider les autres à trouver leur équilibre. Pas de recette toute faite, je suis persuadée que la personnalisation est primordiale et que l'individu doit être entendu dans

son entièreté. Sentez-vous donc libre de tester ce que l'on vous conseille, tout en restant maître à bord. Ne nous croyez pas sur parole, écoutez votre corps et donnez-lui toujours raison !
Si vous voulez garder le contact, retrouvez-moi sur mon site www.greenmarine.fr ou sur les réseaux sociaux @greenmarinenaturo.

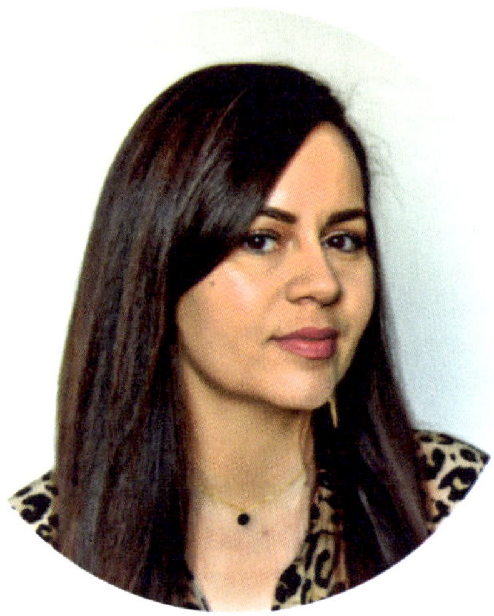

▶ **Laëtitia**
Je suis passionnée par l'alimentation et par le rôle qu'elle joue dans notre santé. À titre personnel, j'ai largement pu explorer son impact pour apporter des solutions à des maux, tous situés au niveau du ventre, dont je n'arrivais pas à me défaire par la voie conventionnelle. J'ai compris au fil du temps que l'hygiène de vie est la base d'un corps en bonne santé et que l'alimentation est au cœur de nos vies.

Je suis la fondatrice du site www.naturallylety.com qui explore les sujets de la santé, du bien-être, et qui est riche en recettes saines. Je réalise des ateliers sur l'alimentation en entreprise et je suis l'auteure du livre *Healthy Food débutant* (Alternatives, 2019).

J'ai à cœur d'initier ma génération et la génération suivante à réintégrer une alimentation saine, riche en végétaux, et à trouver un mode de vie équilibré et vertueux. Dans ce livre, j'ai réalisé les recettes qui accompagneront les conseils de Marine, pour vous guider dans vos changements et vous aider à retrouver votre pleine santé.

Retrouvez-moi également sur Instagram @naturallylety !

Qu'est-ce que la naturopathie ?

La naturopathie est considérée par l'Organisation mondiale de la santé (OMS) comme la médecine traditionnelle occidentale. Parmi les médecines traditionnelles sont répertoriés également la médecine traditionnelle chinoise et l'ayurvéda (médecine traditionnelle indienne). La naturopathie est le fruit de milliers d'années d'expérience, d'observation et de bon sens.

Même s'il n'utilisait pas ce terme, le père de la naturopathie est Hippocrate. La médecine conventionnelle s'en réclame aussi puisqu'elle fait prêter aux médecins le « serment d'Hippocrate ». À l'époque, il n'existait pas de molécules de synthèse, de techniques de radiologie ou de tests en double aveugle. C'était la seule médecine dont on disposait. Certains des principes de la naturopathie découlent directement de l'école d'Hippocrate, l'école de Cos. Voici les plus importants :

▶ *Primum non nocere :* d'abord ne pas nuire.
Toute technique doit renforcer la santé et ne pas avoir d'effets secondaires qui entravent la santé (à ne pas confondre avec une « crise curative » qui peut avoir l'air d'un effet secondaire négatif, mais qui est le signe que la santé se renforce).

▶ *Vis medicatrix naturae :* la nature est guérisseuse.
La nature est bien faite et les naturopathes lui font confiance. Pour nous, un symptôme n'est pas à faire taire mais à écouter, car il nous donne des indices. Par exemple, si je suis ménopausée et que j'ai des bouffées de chaleur, je ne vais pas tout de suite prendre des plantes pour les stopper, je vais aller dans le sens de la nature entendre que le corps a besoin de transpirer pour éliminer des toxines. En général, avec la reprise d'une activité physique ou des saunas, les bouffées de chaleur s'apaisent.

▶ *Tolle causam :* identifier et traiter la cause.
Il faut toujours aller chercher la cause de la cause de la cause. Un symptôme n'est qu'un indice et peut-être seulement la partie émergée de l'iceberg. Par exemple, si une personne a des boutons dus à une surcharge du foie, il ne s'agira pas uniquement de drainer le foie. Si cette surcharge est causée par une mauvaise alimentation, du stress et une colère non exprimée, le problème va perdurer ou s'exprimer autrement. Si la mauvaise alimentation est en réalité une façon de gérer l'anxiété, et que l'on corrige la mauvaise alimentation sans agir sur l'anxiété, même chose. Un naturopathe est une sorte de détective, passionné par l'humain et par la santé !

▶ *Deinde purgare :* détoxifier et purifier l'organisme.
Là, ça nous intéresse particulièrement ! Car le corps est en santé quand tout circule correctement, qu'il n'y a pas de surcharges et de « bouchons ». Notre mode de vie étant « encrassant », il est important de se nettoyer régulièrement.

▶ *Docere :* le naturopathe doit avant tout enseigner.
Il doit être pédagogue, c'est-à-dire donner des clés de santé aux personnes qui viennent le voir. Il doit transmettre son savoir afin qu'elles deviennent autonomes dans la gestion de leur santé. Un bon naturopathe ne fait pas revenir les personnes tout le temps. Parfois, un accompagnement est nécessaire, mais l'objectif est d'être libre et autonome, de savoir ce qui est bon pour soi, ce qui augmente sa vitalité et comment préserver sa santé.

Avertissement

▶ Un naturopathe se préoccupe de la santé et non de la maladie, c'est le domaine de la médecine conventionnelle que de gérer l'urgence. La naturopathie est excellente en prévention ou en accompagnement d'un traitement allopathique. À aucun moment, dans ce livre, il ne sera fait la promotion d'une médecine plutôt que d'une autre. Nous sommes pour une médecine intégrative et holistique et pour des médecines complémentaires.

▶ La naturopathie n'est pas une médecine douce. Attention, certaines techniques sont très puissantes, à ne pas prendre à la légère au risque de causer plus de torts que de bienfaits.

▶ La naturopathie n'est pas une médecine parallèle, qui ne rencontrerait jamais les autres.

▶ La naturopathie n'est pas une médecine alternative. Ne soyez pas exclusive, on parle de votre santé, pas de fidélité !

▶ Un naturopathe n'est pas un médecin. Nous vous invitons à continuer votre suivi chez votre médecin traitant et à lui parler de vos changements d'hygiène de vie. Les conseils présentés dans ce livre ne peuvent en aucun cas se substituer à un avis médical professionnel.

▶ La naturopathie ne « soigne » pas. Nous nous occupons juste d'augmenter votre vitalité afin que votre corps s'autoguérisse. Nous cherchons à déterminer l'hygiène de vie qui convient à votre organisme.

Notice de lecture du livre

Nous savons à quel point les maux de ventre peuvent être handicapants, désociabilisants et épuisants. Nous savons aussi qu'ils peuvent vous décourager de cuisiner ou de partager un bon repas avec des amis. C'est pourquoi nous vous proposerons au cours du livre des idées de recettes saines et délicieuses.

Pas question d'ajouter du stress, de la charge mentale ou de vous mettre en situation d'échec ! Lisez ce livre comme une balade, prenez ce qui vous parle, laissez de côté le reste, testez des recettes quand vous avez un moment pour vous. Faites en sorte que ce temps soit agréable et serein, et vous verrez comme vous digérerez mieux !

Guide des recettes

Laëtitia a imaginé des recettes en fonction des thématiques abordées par Marine. Nous les avons regroupées à la fin de chaque partie pour vous aider à les trouver facilement selon vos besoins. La plupart du temps, les recettes font écho précisément au texte. Pour vous aider à faire le lien, voici un petit lexique des recettes avec la partie ou sous-partie associée :

PARTIE 1 - p. 36 à 53
Granola aux amandes (Digestion)
Buddha Bowl (Digestion)
Crunola (Digestion)
Smoothie bowl aux myrtilles (Digestion)
Latte à la caroube (Digestion)
Le kéfir de Shira (Assimilation)
Soupe verte (Élimination)
Porridge de chia au psyllium (Élimination)
Energy balls (Élimination)

PARTIE 2 - p. 72 à 81
Jus anti-inflammatoire (Aïe, j'ai mal)
Dahl de lentilles ayurvédique (Aïe, j'ai mal)
Bouillon d'os (Aïe, j'ai mal)
Patate douce vapeur, tomates à l'ail et avocat (Aïe, j'ai mal)
Smoothie hydratant (Hydratation)
Eaux infusées (Hydratation)

PARTIE 3 - p. 118 à 137
Jus vert alcalinisant (J'augmente ma vitalité)
Green Salade (J'augmente ma vitalité)
Houmous aux pois chiches germés (Je rends tout plus digeste)
Légumes lactofermentés (Je rends tout plus digeste)
Muffins courgettes, curcuma et tomates séchées (Intolérances)
Crackers au sarrasin (Intolérances)
Lait de chanvre et de noix de cajou minute (Intolérances)
Muffins aux pommes et myrtilles sans sucre (Diminuer le sucre)
Assiette à partager (Prendre le temps)
Le lait d'or (Prendre le temps)
Energy bars (Bouger et mettre du mouvement dans son corps)

PARTIE 4 - p. 164 à 167
Infusion féminine (Ventre féminin)
Salade oméga 3 (Ventre féminin)

PARTIE 5 - p. 184 à 185
Banana split antidéprime (Stress et émotions)

PARTIE 1

Comment ça fonctionne à l'intérieur de mon ventre ?

C'est juste un tuyau, non ?

Dans cette première partie, nous allons plonger au cœur de notre ventre, là où ça peut coincer ou mal tourner. Nous ferons le tour du système digestif, qui comprend le tube digestif et les organes digestifs qui y sont reliés.

Nous étendrons notre enquête à d'autres zones pour faire un tour plus complet de la question des maux de ventre. Car tous les troubles ne viennent pas forcément des intestins. Ils peuvent se produire au niveau des organes génitaux, du plancher pelvien, du péritoine (une couche de tissu qui enveloppe et tapisse tous les organes présents dans l'abdomen, le pelvis et les viscères), des abdominaux, du dos, du bassin, des insertions des ligaments...

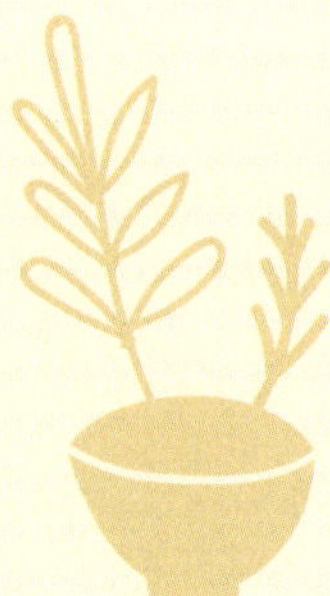

POINT NATURO : ***Mon tube digestif est à l'extérieur de mon corps !***
Attention : risque de nœuds au cerveau ! L'intérieur du tube digestif est en fait à l'extérieur du corps. D'ailleurs, on désigne cette zone par l'expression « lumière intestinale ». Il n'y a évidemment pas de lumière dans vos intestins, mais c'est pour rappeler que de la bouche à l'anus, ce « tube » est en fait à l'extérieur de l'organisme. Nous sommes DANS le corps à partir du moment où l'on traverse la barrière intestinale : une rangée de cellules qui font la douane et permettent d'accéder à la circulation sanguine.

1 Les organes digestifs ne font pas que digérer

Notre système digestif est une machine très complète et multitâche.
La première étape pour l'organisme consiste à découper les aliments en petits bouts utilisables par le corps : les nutriments, parmi lesquels on trouve les macronutriments (protéines, lipides, glucides...) et les micronutriments (vitamines, minéraux, oligo-éléments...). C'est ce qu'on appelle la digestion.

En gros, le corps va découper une cuisse de poulet en plein de petites briques d'acides aminés, le beurre ou l'huile d'olive en petites briques d'acides gras, et le pain, les fruits ou les bonbons en petites briques de glucose.

Ensuite, vient le temps de l'assimilation. C'est le moment où ces petites briques passent de l'extérieur du corps à l'intérieur : dans la circulation sanguine, lymphatique, vers les organes et les cellules qui ont besoin de ces petites briques pour fabriquer des neurotransmetteurs, des hormones, des parois de cellules, du tissu conjonctif, du muscle, de l'énergie... ou encore pour permettre l'évacuation de certains déchets.

On englobe souvent l'assimilation dans la digestion alors qu'il convient de faire la part des choses, car on peut avoir une excellente digestion et une piètre assimilation, ou encore une excellente assimilation mais une piètre digestion. Le tout c'est de bien comprendre à quelle étape ou à quelles étapes ça coince pour réellement agir sur le problème.
En fin de parcours, le corps va se débarrasser de ce qui reste, de ce qui n'est plus utile, de ce qui l'entrave... c'est le temps de l'élimination.

On a longtemps pensé que les choses étaient très simples : que la digestion avait lieu de la bouche, en passant par l'estomac jusqu'au début de l'intestin grêle (+ foie, vésicule biliaire, et pancréas), que l'assimilation se produisait dans la suite de l'intestin grêle et que l'élimination avait lieu dans le côlon (ou gros intestin).

En réalité, c'est beaucoup plus complexe.

Ainsi, il se produit de l'assimilation dès la bouche (c'est pourquoi on demande de garder en bouche les oligo-éléments, le sérum de Quinton ou l'homéopathie), mais aussi au niveau de l'estomac (car certaines molécules entrent dans la circulation sanguine à ce niveau-là, comme l'alcool, par exemple, et c'est pour ça qu'on peut vite avoir la tête qui tourne en buvant un verre de vin, ou certains médicaments, notamment ceux à l'effet « flash »), et même dans le gros intestin, qui va récupérer des vitamines, des neurotransmetteurs, des acides gras et de l'eau (pour que les selles sortent « moulées »).

De la même manière, il se produit indirectement de l'élimination dès l'intestin, car certains déchets sont envoyés dans la bile, qui contient des sucs digestifs, bien sûr, mais aussi de la bilirubine, un déchet de globules rouges morts et traité par le foie. C'est cette bilirubine qui donne à notre caca sa couleur marron.

Enfin, il se produit de la digestion jusque dans la partie terminale des intestins, une digestion sous-traitée à nos bactéries qui s'attaquent à ce que notre organisme n'a pas su digérer : les fibres ! Grâce à ces bactéries, on arrive encore à extraire des nutriments de ce qui aurait sinon terminé dans la cuvette.

À présent, nous allons examiner chaque organe un par un, alors rappelez-vous bien qu'aucun ne se consacre 100% à un seul rôle (digestion, assimilation ou élimination), mais bien souvent à plusieurs en même temps (digestion et assimilation, assimilation et élimination, digestion et élimination, ou même les trois à la fois pour le côlon).

2 La digestion : on coupe et on découpe, du macro au micro

• LA BOUCHE : ÉTAPE PLUS IMPORTANTE QU'IL N'Y PARAÎT

Nous allons partir du haut, là où tout commence normalement au niveau digestif : **la bouche**.

Cette dernière s'occupe du début de la digestion mécanique (nos jolies quenottes qui broient, coupent, écrasent) et de la digestion chimique (la digestion des amidons commence ici grâce à l'amylase, une enzyme présente dans la salive).

Malheureusement, c'est une étape que l'on néglige souvent alors qu'elle est fondamentale. On avale sans réfléchir, on enfourne sans y penser, alors de là à vraiment mâcher...

Ça coince ?

▶ Si je ne mâche pas assez et que j'avale tout rond, c'est du boulot en plus pour mes intestins et les amidons (des sucres complexes) mal digérés peuvent perturber ma flore intestinale en contrebas.

▶ Si je mange trop rapidement, il se peut aussi que j'avale de l'air au passage : bonjour la crise d'aérophagie.

▶ Si mes dents sont en mauvais état ou sensibles, je peux avoir tendance à éviter de mâcher. On ne va pas vous refaire les slogans de l'hygiène bucco-dentaire, mais quand même... allez chez le dentiste !

▶ Si je mange sur le pouce à la dernière minute : je n'ai pas laissé le temps à mon corps d'amorcer la préparation de tous les sucs nécessaires à la digestion.

Solutions :

▶ Je pense à manger avant de manger, pour laisser au corps le temps de préparer la digestion.

▶ J'évite de grignoter entre les repas et j'attends la faim pour manger.

▶ Les signes que je peux passer à table :

• Je salive en pensant à la nourriture, c'est que mon corps est dans les starting-blocks pour lancer la digestion. Si je n'ai pas faim, il n'y a aucune raison pour que mon corps se soit préparé à digérer. Pas la peine de l'embêter avec ça... même si c'est l'heure.

• J'ai faim de légumes. Si je n'ai faim que d'un gâteau, il se pourrait qu'il s'agisse d'une faim émotionnelle, à écouter elle aussi mais peut-être à ne pas satisfaire avec un gâteau. Se confronter à l'émotion en question peut être révélateur.

• J'ai un peu de temps et de calme devant moi.

Ensuite, les aliments réduits en bouillie (on appelle ça le bol alimentaire) sont déglutis et descendent dans **l'œsophage**.

• BAIN ACIDE DANS L'ESTOMAC

Si tout se passe bien, le bol alimentaire arrive ensuite dans **l'estomac**. C'est une poche formant une sorte de coude, dans laquelle règne une acidité extrême. Celle-ci permet d'activer les enzymes qui digèrent les protéines. La paroi de l'estomac libère cette acidité en même temps qu'elle produit un mucus protecteur pour éviter de s'autodigérer (pas bête la guêpe !). Ça, c'est pour la partie digestion chimique, mais l'estomac brasse aussi les aliments dans tous les sens. C'est la digestion mécanique. Cette bouillie ne s'appelle alors plus « bol alimentaire » mais « chyme ».

Ça coince ?

▶ Si je n'ai pas assez d'énergie vitale, il se peut que mon estomac ne soit pas suffisamment acide pour bien digérer les protéines (c'est fréquent en vieillissant).

- Si je suis stressée, il se peut que mon estomac ne fabrique pas suffisamment de mucus protecteur et que l'acidité commence à attaquer mon propre estomac.
- Je peux avoir des problèmes d'acidité dans l'estomac (attention à la survenue d'un ulcère, avec ou sans helicobacter pylori = une bactérie cause d'ulcère) ou dans l'œsophage, si le petit clapet en haut de l'estomac n'est pas bien hermétique ou s'il est compressé (trop-plein alimentaire, hernie hiatale, substances entravant sa tonicité, grossesse…).
- Si je prends régulièrement des médicaments anti-acidité (les IPP ou inhibiteurs de la pompe à protons). Ces derniers tamponnent l'acidité de l'estomac et les protéines se retrouvent mal digérées.

• FAUX AMIS : ÇA M'AIDE VRAIMENT À DIGÉRER ?

Attention car certaines substances entravent le bon déroulé des événements, en vous faisant croire que vous digérez mieux.

POINT NATURO : ***Trouver la cause de la cause de la cause***

L'idée en naturopathie n'est pas de mettre un pansement sur le symptôme. Ainsi, pas question de recommander de tamponner l'acidité pour régler un problème d'acidité. Un symptôme est pour le naturopathe un signe, un indice sur ce qui déséquilibre le corps. Il ne faut donc pas le faire taire à tout prix, mais plutôt l'écouter et le comprendre.

Imaginez Sherlock Holmes rencontrant un enfant ayant été témoin d'une altercation. Va-t-il lui dire : « Ne pleure pas, tais-toi et prends un bonbon » ou bien : « Raconte-moi ce qu'il s'est passé » ? Eh bien le naturopathe, c'est Sherlock Holmes, et le symptôme, c'est l'enfant ! Parfois, l'enfant a du mal à exprimer les raisons de son chagrin, et parfois, on a aussi très envie de lui dire d'arrêter de chouiner (parole de maman). Alors on prend un temps pour soi, on souffle, on se reprend et on écoute avec bienveillance son enfant. C'est la même chose pour le symptôme. Il nous fatigue mais il est important de l'écouter.

En cas de problème d'acidité, il faudra donc plutôt faire un point sur l'état de santé de la personne et sur son hygiène de vie globale. On pourra bien sûr proposer des solutions pour soulager rapidement les douleurs (jus de pomme de terre crue ou bicarbonate de soude pour tamponner l'acidité) mais il faudra en parallèle trouver la cause ou les causes réelles du problème : du stress, un trop-plein alimentaire, des repas pris à la va-vite…

Sinon, le problème risque de se déplacer ou de ne plus être exprimé avant de devenir très grave.

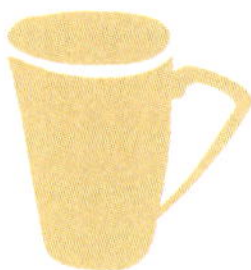

▶ ASTUCE NATURO

POUR RÉTABLIR LA PRODUCTION DE MUCUS PROTECTEUR :

Le vinaigre de cidre (non pasteurisé) dilué dans de l'eau

Tous les matins, à jeun, diluer 1 c. à c. de vinaigre de cidre bio non pasteurisé dans un grand verre d'eau. L'acidité doit être supportable et même agréable. On se fie à ses sensations et on n'avale pas une boisson qui semble nous brûler l'œsophage !
Le vinaigre de cidre permet d'assainir l'estomac et de stimuler la production de mucus protecteur. C'est aussi un aliment santé grâce aux minéraux et aux probiotiques qu'il contient.

Par exemple, les excitants (café, alcool, cigarette, chocolat, thé...) modifient la tonicité des sphincters en haut et en bas de l'estomac. Ceux-ci remplissent alors moins leur rôle de clapet hermétique.
Vers le haut, cela peut causer des problèmes de reflux gastro-œsophagien (les fameuses brûlures d'estomac et d'œsophage).
Vers le bas, l'estomac peut se vidanger plus rapidement que prévu. Cela donne une fausse impression de bonne digestion. L'estomac est vidangé donc allégé... oui, mais les protéines sont insuffisamment digérées.

Résultat :

▶ Ça ajoute un gros travail de digestion non prévu dans l'intestin grêle.

▶ Les protéines mal digérées peuvent putréfier plus facilement : gaz douloureux et malodorants à la clé (on vous prévient, on va rentrer dans le glamour...) et risque de cancer intestinal augmenté.

▶ Il y a une augmentation des intolérances alimentaires (nous vous expliquerons plus tard pourquoi).

Donc le trou normand, c'est non, le café ou la cigarette à la fin du repas non plus (en dehors du repas, le café est exceptionnellement admis).

De la même manière, les médicaments anti-acidité (IPP), entravent la bonne digestion des protéines, puisqu'ils empêchent l'estomac de devenir acide. Ils peuvent être pris de manière sporadique pour calmer une douleur mais si vous en avez besoin en continu, il faudra revoir votre hygiène de vie en amont !

3 Assimilation choisie : les nutriments doivent montrer patte blanche

Après la digestion, les petites briques vont pouvoir entrer dans le corps, à condition qu'elles soient reconnues par le corps comme des éléments de construction potentiels. Il faut pour cela que l'étape de la digestion ait été complète. Il faut aussi que la barrière intestinale soit à la fois ouverte aux briques choisies et fermée aux éléments mal digérés ou dangereux.
Mais reprenons un tout petit peu avant cette assimilation.

POINT NATURO : ***Le jus de citron à jeun en cure, c'est le top de la détox ?***

Pas forcément ! On dit souvent que le citron est alcalinisant ou basifiant (le contraire d'acidifiant). Le jus de citron contient en effet de nombreux minéraux, à même de tamponner l'acidité de ce même jus, et celle du corps.

OUI MAIS pour que le corps puisse utiliser ces minéraux, il lui faut suffisamment d'énergie. Dans le cas contraire, le corps va tamponner l'acidité avec ses propres réserves minérales. Et où se trouvent nos minéraux ? Banco ! Dans les os, les dents, les cheveux...

Si vous n'avez pas une vitalité au top, vous risquez en fait d'acidifier votre corps et, *cherry* (pourrie) *on the cake*, de vous déminéraliser... ça serait ballot !

Comment savoir si j'ai suffisamment de vitalité ?

- J'ai de l'énergie (pas raplapla dès le réveil).
- Lorsque je suis malade, ce n'est pas à moitié (grosse fièvre, clouée au lit, ça sort par tous les côtés...), mais je me remets vite.
- J'ai toujours chaud, je ne suis pas frileux pour un poil !
- Je digère bien, même trop bien, je peux avoir tendance à trop manger, sans jamais me sentir barbouillée.

Voilà pour le premier test. En cas de doute, je peux aussi tenter la cure et voir si cela me fait du bien ou pas.

Les signes qui ne mentent pas et qui signifient que la cure de jus de citron ne me convient pas :

- J'ai les dents qui picotent et deviennent sensibles. Dans tous les cas, je rince ma bouche à l'eau claire après avoir bu un jus de citron. Je peux aussi faire un bain de bouche au bicarbonate de soude pour tamponner l'acidité, et je ne me brosse jamais les dents tout de suite après, j'attends que ma salive ait augmenté le pH dans ma bouche.
- Je suis fatiguée.
- Je deviens frileuse.
- Je perds mes cheveux plus qu'à l'accoutumée.
- J'ai des douleurs articulaires.
- Lors de ma pratique sportive, je développe des tendinites.

• DIGESTION DANS L'INTESTIN GRÊLE

Une fois sorti de l'estomac, le chyme (vous vous rappelez, c'est le bol alimentaire une fois qu'il a passé l'étape estomac) arrive dans **l'intestin grêle** (anciennement petit intestin) qui se constitue de plusieurs parties, aux fonctions différentes.

C'est ici que la fin de la digestion va se produire et que l'assimilation va réellement commencer. Pour digérer au niveau de l'intestin, nous avons besoin d'autres organes :

▶ **Le foie** qui, entre autres très nombreuses fonctions, va créer des sucs contenus dans la bile, stockée par la vésicule biliaire. Cette bile permet de digérer le gras. C'est pourquoi une personne à qui on aura retiré la vésicule biliaire aura plus de difficulté à digérer les plats gras. Elle aura toujours de la bile, mais plus de réserve en grande quantité.

▶ **Le pancréas**, qui libère les sucs pancréatiques qui servent à rendre le chyme moins acide (plus alcalin) et à digérer les protéines, les glucides (sucres) et les lipides (graisses). Il sert aussi à fabriquer des hormones gérant la glycémie. Nous en reparlerons plus tard.

Tous ses sucs sont déversés au début de l'intestin, ce qui permet de terminer la digestion.

C'est un tout petit peu plus loin que l'assimilation, c'est-à-dire le passage de l'extérieur vers l'intérieur, se produit.

• UNE IMMENSE SURFACE D'ABSORPTION

À l'intérieur de mes intestins, la surface d'absorption est très très grande : de l'ordre d'un terrain de foot !

Il faut imaginer cette surface immense repliée encore et encore sur elle-même. C'est ce que l'on appelle les villosités et microvillosités, qui sont en fait des replis sur des replis qui ressemblent à des petits doigts velus... (Ne nous en voulez pas si vous avez l'impression d'avoir un yéti dans le ventre.)

La première couche de cellules au contact des nutriments digérés d'un côté, et du sang de l'autre, s'appelle la barrière intestinale.

Dans un corps en bonne santé, les cellules sont jointes, c'est-à-dire qu'elles sont collées entre elles et se serrent les coudes pour faire la douane. Ainsi, chaque cellule se transforme en physionomiste de boîte de nuit (je ne sors plus en boîte depuis longtemps, j'espère que cette métaphore n'est pas trop datée !). À un acide aminé bien digéré, elle dit : « Vous pouvez entrer. » À un amas de protéines insuffisamment scindées : « Ça va pas être possible ! »

Mais **si cette barrière est poreuse**, c'est-à-dire qu'il y a des trous entre les cellules, alors les aliments peuvent entrer dans la circulation sanguine sans vérification. Elles entrent en boîte par la porte « backstage » quoi !

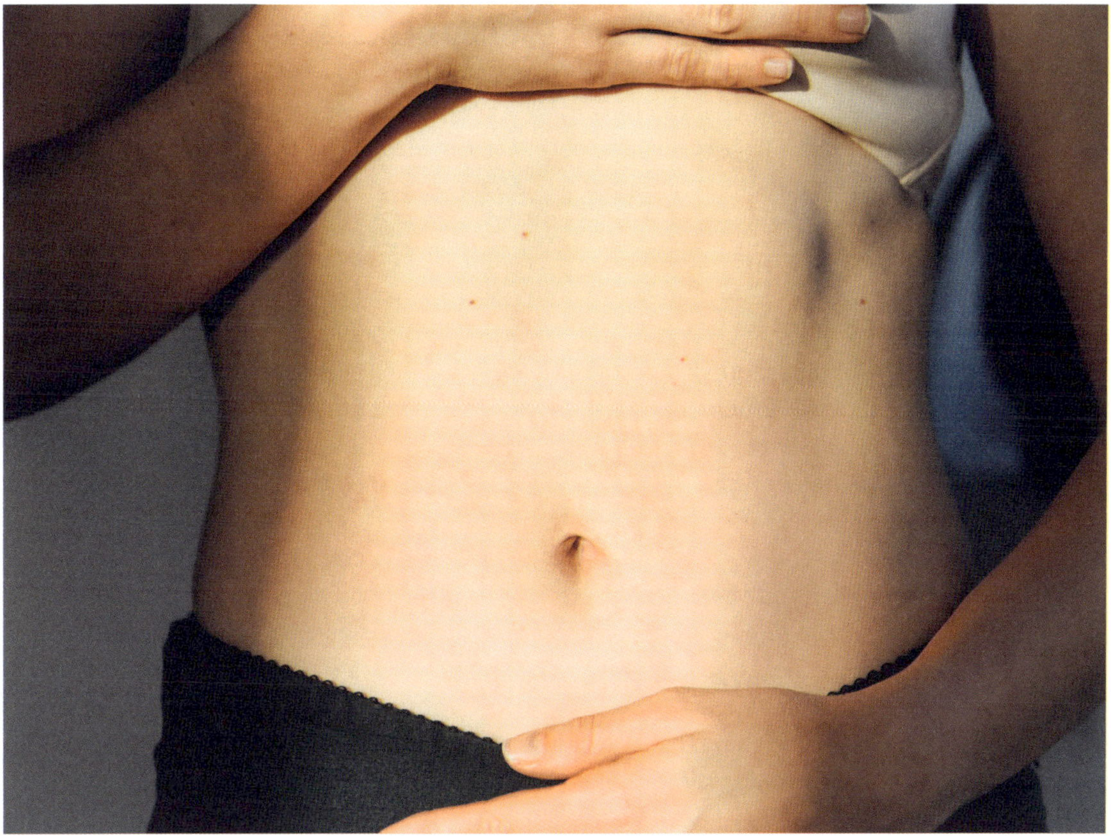

• POROSITÉ INTESTINALE ET « *LEAKY GUT SYNDROME* »

Que se passe-t-il si des aliments insuffisamment digérés passent dans la circulation sanguine ?

Il faut comprendre que les aliments que nous mangeons sont constitués de macronutriments et de micronutriments assemblés ensemble. La digestion sert justement à tout découper grâce à des enzymes (les ciseaux du corps). Le but, c'est d'arriver aux plus petites briques possible que sont les acides aminés pour les protéines, les acides gras pour les lipides et les morceaux de glucose pour les glucides.
Quand ces petites briques entrent dans la circulation sanguine, le corps sait qu'il peut reconstruire des morceaux de lui-même (des bouts de corps, donc) à partir de ces briques. Il les reconnaît comme des morceaux de lui.

Si des éléments mal digérés entrent dans le sang, les sentinelles du système immunitaire ne les reconnaissent pas et vont lancer des signaux de défense et d'attaque : une réaction immunitaire, qui peut conduire à des allergies ou à des intolérances alimentaires selon le type d'anticorps produits.

Premièrement, cela peut-être très dangereux, et puis cette réaction inflammatoire et immunitaire peut produire des tas d'effets délétères dans le corps à long terme et énormément le fatiguer. Voilà pourquoi il faut veiller à avoir une barrière non poreuse. Sinon, c'est le « *leaky gut syndrome* » qui guette (l'intestin qui fuit, une belle métaphore de plombier).

De plus, une barrière intestinale poreuse est aussi souvent inflammée, ce qui peut causer des problèmes de malabsorption (paradoxalement). Les cellules sont sur le pied de guerre et s'occupent de réparer les dégâts plutôt que de gérer l'absorption des nutriments. On le sait, un cerveau stressé ne sait plus penser correctement. Eh bien pour les cellules intestinales, c'est pareil : une cellule intestinale stressée, inflammée, ne fera plus correctement son boulot.

Les symptômes d'une porosité intestinale peuvent être très divers et variés, insidieux, immédiats ou retardés, vous pouvez tous les cumuler ou n'en ressentir qu'un ou généralement quelques-uns :

- Fatigue (aiguë ou chronique).
- Douleurs intestinales.
- Constipation ou diarrhée (ou alternance).
- Allergies.
- Maux de tête.
- Carence par malabsorption, déminéralisation...
- Anémie.
- Problèmes de peau (eczéma, psoriasis, peau atopique, sèche, prurit, acné, inflammation, rosacée...).
- Dépression.
- Inflammation chronique. Elle peut se manifester par un ou tous les symptômes précédents. Le corps ne sait plus gérer les agressions et se met en état de stress et de défense permanent. L'état d'inflammation qui doit être passager, après un gros stress, se poursuit dans le temps, ce qui fatigue et abîme l'organisme.

• QU'EST-CE QUI ABÎME LA BARRIÈRE INTESTINALE ?

- Certains éléments peuvent endommager la structure de la barrière intestinale comme le gluten ou le lactose.
- Le sport intensif : le sang irriguant habituellement les cellules intestinales est réquisitionné par les muscles. À force, les cellules intestinales ne sont plus suffisamment nourries et oxygénées : elles s'abîment et l'intestin devient poreux (demandez à un sportif de haut niveau non supplémenté quel rapport il entretient avec les W.-C.).
- Le stress (pour la même raison que le sportif).
- Les aliments non physiologiques.
- Le tabac.
- Ce à quoi on est devenu intolérant, à cause de la réponse immunitaire ou de l'inflammation causée.
- Des blocages psychologiques et un mauvais rapport avec le monde extérieur.
- Des soucis de loyauté psychiques avec des aïeux ou membres de la famille ayant des problèmes de ventre, etc.

POINT NATURO : ***Le gluten***

A priori, nous sommes capables de digérer correctement le gluten, cette protéine présente dans le blé et d'autres céréales. Certes, elle était absente du régime de notre ancêtre du paléolithique et, en fin de compte, c'est un apport très récent dans l'histoire de l'homme, mais, depuis la sédentarisation et la culture, nous avons pu en consommer et le digérer à peu près correctement – à peu près car cette transition a pas mal entamé la super santé de notre ex-chasseur-cueilleur.

Dans l'histoire récente, plusieurs phénomènes concomitants nous ont mis dans de beaux draps...

• Après la Seconde Guerre mondiale, nous nous sommes mis à la monoculture, et à modifier et sélectionner les blés pour qu'ils contiennent de plus en plus de gluten. Eh oui, c'est bien pratique une farine de blé hyper riche en gluten pour faire des belles pâtes moelleuses et faciles à travailler. Ce n'est pas pour rien qu'il y a « glu » dans « gluten ». C'est une colle qui donne du liant et de l'élasticité à tout ce qui en contient. Il n'y a qu'à voir les pâtes sans gluten... si friables !

• Au même moment, nous avons commencé à transformer et industrialiser la nourriture. Pour que tout se tienne correctement, on a ajouté du gluten (pur) partout ! Dans les pâtes des gâteaux et biscuits, dans les pizzas, mais aussi dans les soupes et les plats préparés...

• À l'origine, le pain était au levain (fermentation lactique), qui permet une prédigestion des sucres complexes de blé mais aussi du gluten, rendant le pain beaucoup plus digeste. Peu à peu, nous avons délaissé le pain au levain pour du pain fait plus rapidement à la levure boulangère (fermentation alcoolique) mais beaucoup moins digeste.

• Dernier point, le consommateur s'est mis à réclamer du pain de plus en plus blanc et de moins en moins cuit, alors que le gluten est plus digeste quand il est bien cuit.

Résultat des courses : nous ingérons quotidiennement des quantités astronomiques de gluten, que notre corps n'est pas apte à gérer. Et trop de gluten dans des intestins, ça donne quoi ? De la colle qui se plaque sur la barrière intestinale, qui l'abîme et qui s'insinue partout, même entre les cellules de la première couche... et voilà notre barrière qui devient poreuse ! Et comme des morceaux non digérés de gluten se mettent à se balader dans notre sang, notre système immunitaire réagit. À chaque nouvelle bouchée de gluten, le corps détecte l'intrus, lance une réponse immunitaire (épuisante à terme) et une inflammation (qui n'arrange rien à l'état des intestins...).

• COMMENT RÉPARER MA MUQUEUSE ?

- Stopper tout ce qui l'abîme (gluten, produits laitiers, aliments transformés et ultra-transformés, alimentation trop acidifiante...).
- Vérifier mes intolérances et faire un régime d'éviction pendant 3 mois puis réintroduire progressivement les aliments avec l'aide d'un naturopathe.
- Boire du bouillon d'os.
- Manger des aliments riches en glutamine ou faire une cure d'un mois de glutamine (après avoir modifié son hygiène de vie !).
- Déterminer les causes de stress et mettre en place des actions pour le réduire/gérer.
- Si je suis sportif : faire des cures de glutamine, penser à pratiquer des activités anti-stress, à prendre des temps de repos sportifs et des temps de repos digestifs.
- Veiller à la bonne santé de ma flore intestinale (voir ci-dessous).

4 Rencontre avec nos partenaires de vie : les bactéries

• FLORE INTESTINALE OU MICROBIOTE

La flore intestinale, ou microbiote, c'est l'ensemble des bactéries qui vivent dans nos entrailles.

Nous hébergeons dans notre corps 10 voire 100 fois plus de bactéries que nous n'avons de cellules humaines ! Nous vivons en symbiose avec les bactéries qui nous peuplent et nous entourent.

Car oui, les bactéries sont (la plupart du temps) nos amies. Elles nous protègent (des méchantes bactéries notamment), elles digèrent ce que notre corps ne sait pas digérer, elles nous nourrissent, et nous les nourrissons, elles fabriquent tout un tas de choses dont nous avons besoin. Il faut donc en prendre soin.

Un microbiote en bonne santé, c'est :

- De nombreuses familles différentes de bactéries présentes.
- Des familles en bon équilibre qui autorégulent leur territoire et leurs membres.

Savez-vous qu'en récoltant les selles d'une personne et en les étudiant (coproculture), on peut savoir si la personne hébergeant le microbiote en question est en bonne ou mauvaise santé, stable ou dépressive, mince ou obèse, ou encore si elle mange beaucoup de légumes ou beaucoup de fast-food ? L'expression « montrer ce que l'on a dans le ventre » n'a jamais été aussi parlante !

Comment faire pour avoir un microbiote en bonne santé ?

- Manger régulièrement des aliments fermentés (pour donner un coup de pouce à son microbiote en le réensemençant).
- Manger des aliments peu transformés et surtout beaucoup de fruits et légumes mais également un peu de céréales et légumineuses car les fibres de ces aliments sont ce que l'on appelle des prébiotiques : de la nourriture pour bonnes bactéries.
- Éviter les antibiotiques (qui ne sont pas automatiques, on le rappelle), et si l'antibiothérapie est réellement nécessaire, il faudra

POINT NATURO : ***Légende amérindienne***

Il était une fois l'histoire d'un petit garçon qui avait deux loups en lui, qui se battaient constamment. Il y avait un loup doux, empathique, serein, à l'écoute, compatissant, aimant… Et un loup dur, tyrannique, méprisant, méchant, envieux, agressif, violent…

Désemparé, le petit garçon alla consulter un grand sage pour lui demander lequel allait gagner la bataille. Le sage lui répondit : « Celui que tu nourris. »

Cette histoire est bien sûr une métaphore de nos batailles intérieures au niveau psychologique, mais elle s'adapte également parfaitement à notre propos. En effet, nous avons le pouvoir de faire proliférer (via notre alimentation et donc nos choix alimentaires) les bonnes ou les mauvaises bactéries ! On pourrait presque se contenter de bien manger pour avoir une flore intestinale saine et diversifiée. Il suffit de quelques semaines de changement alimentaire (dans le bon ou dans le mauvais sens) pour voir évoluer l'écosystème bactérien.

ensuite rapidement réensemencer sa flore.

- Éviter de tout désinfecter autour de soi.
- Côtoyer des personnes en bonne santé (car nous nous transmettons nos bactéries, bonnes ou mauvaises, en étant en contact, en mangeant ensemble, en serrant des mains, en faisant la bise, en partageant des toilettes, des salles de bains…).

Je suis responsable :

- De mes bactéries car je vais les partager avec mon entourage.
- De mes habitudes alimentaires et de celles de mon entourage.
- De mes choix d'achat et de l'utilisation de mon budget.

• HUMAIN ET BACTÉRIES : UNE RELATION GAGNANT-GAGNANT

Nous vivons en symbiose avec les bactéries qui nous peuplent : elles font des tas de choses pour nous et, en échange, nous leur fournissons le gîte et le couvert. Nous en savons encore assez peu sur cette symbiose mais nous commençons à comprendre qu'elle n'est pas simplement importante pour nous, les humains : elle est vitale !

Lorsque le bébé est dans le ventre de sa maman, il n'a quasi aucun contact avec des bactéries. Son environnement n'est pas tout à fait stérile, mais il est tout de même très filtré. Au moment de la naissance, il passe par les voies vaginales de sa maman. Il entre en contact pour la première fois de sa vie avec tout un tas de bactéries qui vont venir peupler sa peau et ses intestins puisqu'il va en ingérer au passage.

La maman donne donc à son enfant sa propre flore vaginale qui va devenir sa flore intestinale. Il va à partir de ces bactéries développer son immunité. Elles vont aussi se développer dans ses intestins (notamment grâce à un substrat contenu dans le lait maternel) et l'aider à obtenir plus de nutriments de son alimentation. Si la maman lui donne une flore de bonne qualité, riche et diversifiée, il la développera aussi.

En revanche, si sa maman prend des antibiotiques avant l'accouchement, ou s'il naît par césarienne, il risque d'être colonisé à sa naissance par une flore bien moins équilibrée et même potentiellement pathogène.

La voie de sortie du bébé est importante, mais l'environnement des premiers jours compte également. Dans les pays où les naissances se passent dans des milieux hospitaliers aseptisés, les bactéries que rencontrent les enfants sont moins nombreuses et surtout potentiellement pathogènes donc dangereuses. Les enfants qui naissent en maison de naissance ou à la maison (dans de bonnes conditions d'hygiène) bénéficient d'un microbiote plus divers et de meilleure qualité.

Comment est-ce possible que les bactéries dangereuses puissent se développer plus facilement à l'hôpital ?

Pour comprendre ce point, revenons quelques instants sur la manière dont tout cela fonctionne.

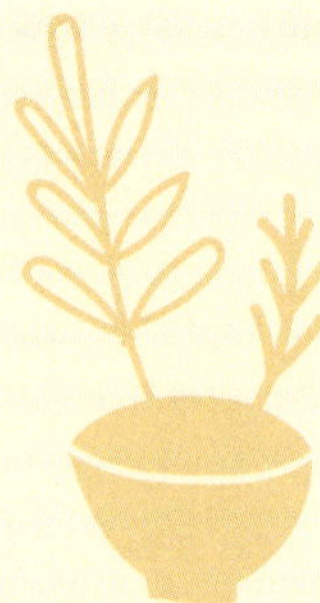

POINT NATURO :

Prendre soin de ses intestins, c'est prendre soin de son vagin (si vous en avez un)

Saviez-vous que le microbiote intestinal communique avec le microbiote vaginal ? Eh oui, les bactéries sont un peu partout ! Si vous prenez des probiotiques par voie orale, ils auront aussi un effet sur votre santé vaginale et urinaire.

Comment prendre soin de son microbiote vaginal ?

- En améliorant sa santé digestive (voir programme RESET p. 186).
- En limitant le sucre, car une levure appelée candida s'en nourrit, et si elle se met à pulluler elle cause de fâcheuses mycoses.
- En utilisant l'huile de coco, l'huile essentielle de tea-tree, l'huile de pépin de pamplemousse...
- En évitant de modifier le pH vaginal. Laissons donc notre vagin tranquille (pas de douche vaginale, pas d'utilisation de savons d'hygiène intime). On nous fait croire que le vagin est sale... il ne l'est pas. Il est autonettoyant grâce aux pertes blanches. Il suffit de nettoyer sa vulve (donc la partie extérieure) avec de l'eau et un savon solide, et c'est tout.

Vous trouverez un plan d'attaque contre les mycoses plus loin dans cet ouvrage, p. 144-145.

Les bactéries sont des gourmandes qui ont tendance à avoir des velléités de colonisation sans limites. Elles se développent et prennent toute la place et, finalement, elles flambent et arrivent dans des endroits où elles ne devraient pas être. Et quel est le meilleur rempart contre une armée de bactéries à l'appétit insatiable ? D'autres bactéries ! Eh oui, c'est grâce aux autres bactéries en face d'elles que les bactéries ne peuvent pas régner sans foi ni loi dans le corps. C'est une lutte de territoires.

C'est pourquoi actuellement on remet en question l'hygiénisme extrême des dernières années. Car on se rend compte que pour être en bonne santé, on a besoin des bactéries et surtout d'une grande diversité de bactéries et qu'il ne faut pas les éradiquer.

À l'hôpital, il est nécessaire d'aseptiser l'environnement pour que les bactéries ne puissent pas entrer dans le corps lors d'interventions chirurgicales. On les tue toutes à l'aide de désinfectants et de procédés de stérilisation. Les équipes soignantes font leur maximum pour que les surfaces en soient exemptes, et c'est bien logique car une gentille bactérie intestinale pourrait causer beaucoup de dommages si elle se retrouvait dans la circulation sanguine.

Dans un hôpital, il n'y a donc presque pas de bactéries, alors imaginez qu'une bactérie dangereuse arrive dans cet environnement ? C'est bingo pour elle ! Elle peut se répandre à toute vitesse où elle veut ! Voilà une maladie nosocomiale qui sévit ! Et si par malheur il s'agit d'une bactérie devenue résistante aux antibiotiques ? Alors il est très difficile de l'éradiquer et elle met en jeu la vie des patients de l'hôpital.

• PRENDRE SOIN DE SON MICROBIOTE

Comment faire pour faire le plein de bactéries, nombreuses et diversifiées, dont nous avons un besoin vital ?

Voici quelques principes pour leur rendre la vie plus belle à l'intérieur de nos intestins, mais aussi sur notre peau et nos muqueuses. Car elles sont partout où notre corps rencontre le monde extérieur, une partie de notre expérience du monde se fait à travers elles.

On arrête de tout désinfecter.
Attention, nous ne sommes pas en train de dire qu'il faut arrêter de nettoyer et de faire le ménage. Mais il faut faire attention à nettoyer tout en permettant aux bonnes bactéries de vivre avec nous en harmonie.

À la maison :

- On aspire et on lave avec de l'eau chaude savonneuse. On peut aussi assainir les surfaces en utilisant du vinaigre blanc dilué (selon le type de surface : parfait pour le plan de travail, les toilettes, le réfrigérateur, les poignées de porte…) ou avec du bicarbonate de soude. On peut aussi ajouter des huiles essentielles adaptées.
- On ne stérilise plus les ustensiles et les biberons (à moins que la personne soit immunodéprimée ou que l'on vive dans un pays où l'eau n'est pas saine).

- On se lave les mains à l'eau et au savon mais on n'utilise pas de solution hydroalcoolique (à moins de ne pas pouvoir faire autrement ou d'être en contact avec des personnes immunodéprimées).
- On laisse les enfants jouer dans la terre, patouiller, mettre à la bouche. Ils entraînent ainsi leur système immunitaire et diversifient leurs familles bactériennes. Il faut leur apprendre à se laver les mains et à se brosser les ongles mais il ne faut pas les empêcher de rentrer en contact avec la « bonne » vie.
- On peut aussi avoir un animal domestique ou aller souvent au contact des animaux, de la nature, de la campagne.
- On aère régulièrement, pour brasser l'air, pour éviter un trop-plein d'humidité et le développement des moisissures.
- Si on vit à côté de champs non bios à la campagne, on aère la maison en dehors des temps d'épandage et on s'équipe d'un purificateur d'air.

On réensemence régulièrement son microbiote de bactéries :

- On mange des aliments fermentés : kombucha, kéfir, choucroute et autres légumes lactofermentés, cornichons, pickles, pain au levain, miso...
- On peut aussi faire régulièrement des cures de probiotiques.
- On invite des amis à manger, à dormir. On va ainsi partager (sans le faire exprès) des bactéries (il suffit de toucher les mêmes couverts) et ainsi diversifier encore plus son microbiote.
- On mange beaucoup de fruits et légumes : leurs fibres (prébiotiques) nourrissent les bonnes bactéries.

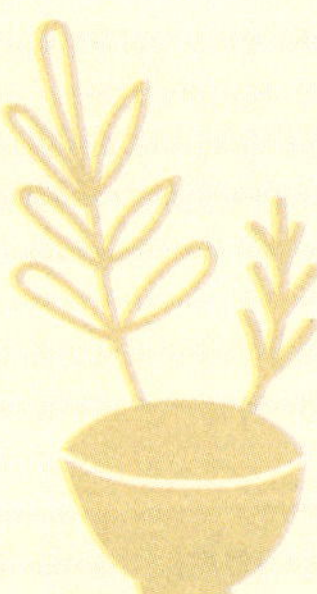

POINT NATURO : ***Probiotiques et prébiotiques***

Les **probiotiques** sont des bactéries bénéfiques. Elles sont contenues dans nos intestins naturellement (mais aussi sur la peau, sur les muqueuses et plus spécifiquement dans le vagin pour les femmes).

Lorsque notre microbiote est perturbé, ou pour prévenir un trouble, il est possible d'en prendre par voie orale, sous forme d'aliments fermentés ou de gélules (que l'on trouve en pharmacie).

Pour choisir un probiotique en pharmacie, je vous conseille de demander à votre médecin, naturopathe ou pharmacien, car tous les dosages et toutes les souches (ou mélange de souches) ne se valent pas selon le problème que vous rencontrez.

Les **prébiotiques** sont des fibres alimentaires, non digérées par notre organisme, mais dont les bactéries bénéfiques raffolent. Ainsi, vous allez pouvoir maintenir la bonne dose de bactéries dans les intestins en tout temps. Je vous recommande de les prendre via l'alimentation plutôt que via des gélules de prébiotiques (ou pro et prébiotiques combinées). Le corps reconnaît et accepte mieux des éléments dans leur « totum » que des éléments seuls.

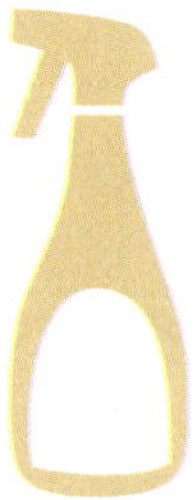

▶ ASTUCE NATURO :

Recette d'un produit ménager tout usage

Dans une bouteille spray vide, mettre :

- 1/4 de vinaigre blanc
- 1 c. à s. de bicarbonate de soude (attention, ça va mousser)
- De l'eau presque jusqu'en haut
- 10 gouttes d'huile essentielle de lavandin ou de tea-tree

Bien secouer et vous voilà avec un parfait nettoyant multi-usage pour la maison !

Prendre soin de ses bactéries, c'est aussi :

▶ Prendre soin du terrain. Imaginez que vous semez des graines d'herbe sur de l'asphalte... est-ce que ça va bien pousser ? Non ! Alors prenez aussi soin de la barrière intestinale qui est le terrain sur lequel vont se développer les bactéries.

▶ Les nourrir, grâce aux prébiotiques (un peu comme de l'engrais).

▶ Si vous les supportez mal, je vous conseille de choisir des prébiotiques sans FODMAPs (nous reviendrons plus tard sur ce dont il s'agit).

Propreté et immunité :

▶ Les médecins savent aujourd'hui que les enfants dont l'univers est aseptisé ont une moins bonne immunité et développent plus facilement des allergies, peut-être parce que le système immunitaire sous-stimulé cherche quelque chose à se mettre sous la dent, et attaque tout ce qui bouge (même si ce n'est pas dangereux). Il se met ainsi à attaquer le pollen ou la protéine de la cacahuète sans réelle raison. Et par excès de zèle, il met le corps et la vie en danger.

▶ Les enfants vivant à la campagne au contact des animaux, de la poussière, des graminées, dès tout petits, sont moins allergiques que les petits citadins. À la campagne, on rencontre beaucoup plus de bactéries, mais plus inoffensives. En ville, elles sont beaucoup moins diversifiées mais elles sont plus virulentes.

• LES BIENFAITS DU VINAIGRE

Le vinaigre blanc

Le vinaigre blanc est très acide. Il rend donc le pH de l'environnement où il est appliqué acide aussi. Cet environnement acide empêche le développement des mauvaises bactéries, voilà pourquoi c'est un bon assainissant. Il est aussi écologique et bon marché ! Vous pouvez l'utiliser pour détartrer, pour assainir, pour adoucir le linge. Les émanations du vinaigre dilué n'irritent pas les voies respiratoires (contrairement à celles de la Javel !) et l'odeur se dissipe très rapidement.

Le vinaigre de pomme ou de cidre, non pasteurisé

Quand on entre dans la naturopathie, tôt ou tard, on succombe au vinaigre de cidre qui a de nombreuses vertus. Il entre dans la composition de beaucoup de recettes et sert un peu à tout ! Il permet d'assaisonner une salade, de faire monter une pâte, de préparer la digestion, d'assainir l'estomac et même d'élaborer des boissons santé.

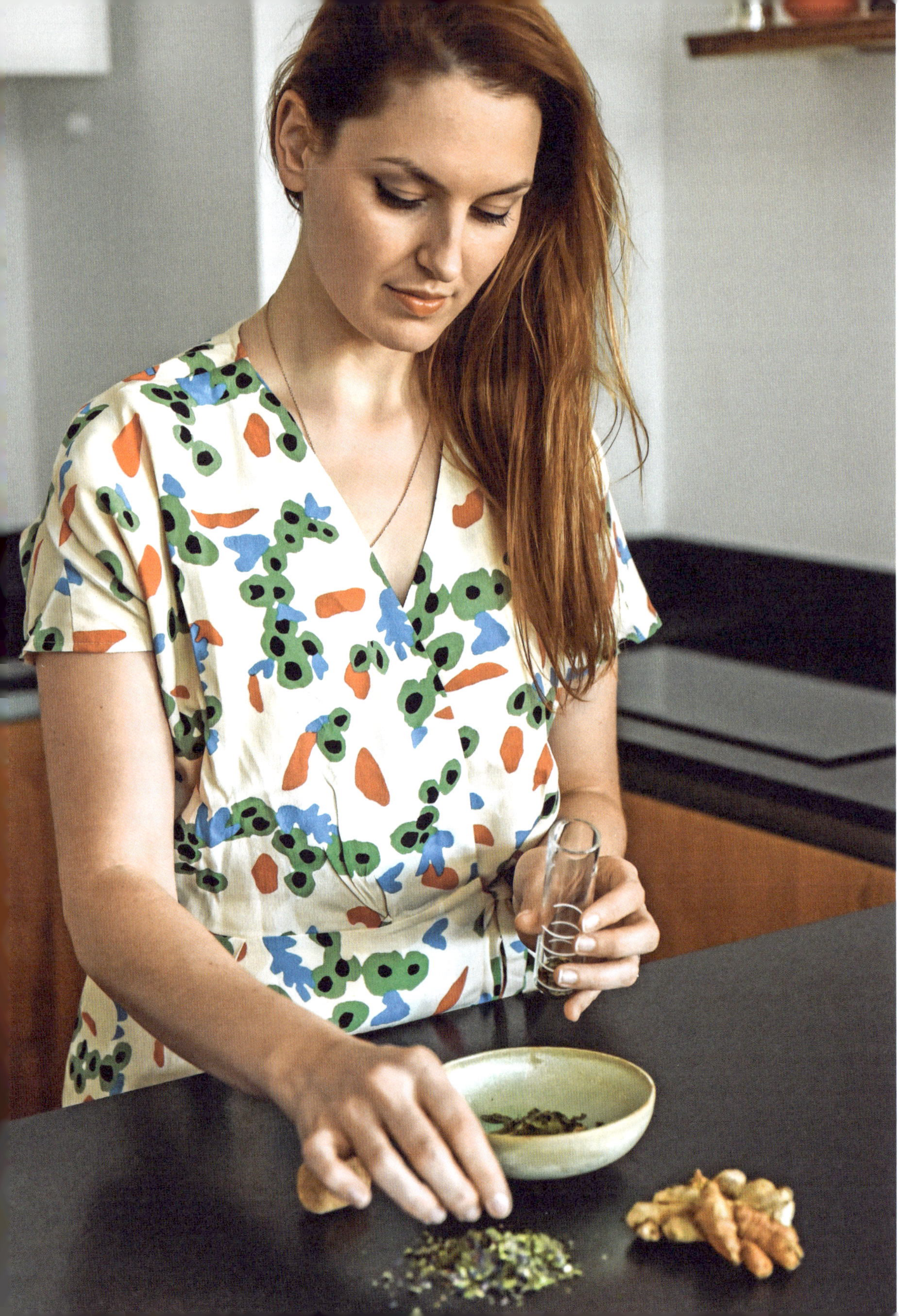

▶ ASTUCE NATURO UNE BOISSON SANTÉ À BASE DE VINAIGRE DE CIDRE : *Le Switchel*

Le Switchel est une boisson originaire de la Nouvelle-Angleterre qui était destinée à requinquer les travailleurs dans les champs et les fermes. Il est composé d'eau, de vinaigre de cidre, de miel, de citron et de gingembre.

Faire bouillir une tasse d'eau et des tranches de gingembre. Filtrer et laisser refroidir.

Dans un grand contenant (type Mason Jar), mettre l'eau de gingembre, ajouter encore un peu d'eau, du vinaigre de cidre (environ 2 c. à s.), du miel et du citron. Mélanger et garder le mélange à température ambiante ou au frais. En boire un verre tous les matins pour relancer la digestion ou dans la journée pour un coup de fouet.

Encore une fois, testez et observez ! Si vous sentez que ça vous fait du bien, continuez ! Sinon, revoyez la recette en mettant un peu moins de vinaigre de cidre, ou bien arrêtez complètement si vous sentez que ce n'est pas pour vous.

C'est une boisson qui faisait énormément de bien à des hommes costauds, qui vivaient au grand air, s'activaient physiquement et mangeaient de manière très saine. Ils étaient aussi génétiquement assez résistants puisque descendant des premiers colons. Bref, ils avaient une vitalité assez exceptionnelle.

Voilà pourquoi cette boisson, tout comme le jus de citron, peut ne pas convenir à nos métabolismes aujourd'hui. Rappelez-vous, vous êtes maître à bord !

Il faut bien faire attention à le choisir bio et non pasteurisé et ne pas s'inquiéter s'il flotte à l'intérieur de la bouteille une masse un peu gélatineuse ou s'il y a un dépôt. Il s'agit certainement d'une « mère » de vinaigre ou d'un agglomérat de bactéries amies.

Le vinaigre de cidre est très minéralisant et contient de nombreuses bactéries amies, des probiotiques, qui aident les intestins à bien fonctionner. Attention cependant si vous avez une dysbiose (un déséquilibre du microbiote intestinal) à y aller tout doucement et à restez à l'écoute de vos sensations, car ces bactéries peuvent venir exciter cette flore un peu déséquilibrée.

Un peu de vinaigre de cidre dans de l'eau tiède avant un repas permet d'hydrater les cellules du tube digestif, celles à qui on va demander de sécréter du mucus protecteur, de l'acidité (dans l'estomac), ou des sucs digestifs un peu plus loin dans les intestins. L'acidité du vinaigre va aussi aider l'estomac à mieux sécréter son propre acide, et ainsi favoriser une bonne digestion des protéines dans l'estomac.

Paradoxalement, le vinaigre de cidre aurait aussi un effet préventif de l'ulcère ainsi que du reflux gastro-œsophagien. L'acide acétique qu'il contient favorise le développement des bonnes bactéries qui limitent l'inflammation digestive et le développement des bactéries pathogènes qui peuvent entraîner un ulcère. Bien sûr, si l'ulcère est installé, il faudra demander conseil à votre médecin traitant.

Le vinaigre de cidre permet aussi de réguler l'insuline, de faire baisser la glycémie et le cholestérol. Il est énergisant et on observe également une perte de poids quand on en consomme régulièrement (peut-être grâce à son effet sur l'insuline et sur la satiété).

Attention : on n'utilise pas du vinaigre pur en boisson (seulement en assaisonnement). Il faut toujours le diluer pour que l'acide acétique n'attaque pas l'émail de vos dents ou votre œsophage.

• LES HUILES ESSENTIELLES AU SECOURS DE NOTRE SANTÉ

Les huiles essentielles sont réputées pour être antibactériennes. Paradoxal, donc, qu'elles puissent soutenir le microbiote, non ? En réalité, elles ne sont pas tout à fait antibactériennes mais antiseptiques, selon Danièle Festy, pharmacienne, aromatologue et aromathérapeute qui a écrit de nombreux ouvrages de référence. Les huiles essentielles attaquent donc les bactéries pathogènes, mais ne tuent pas tout le microbiote.

Pour vous en convaincre, vous pouvez faire une cure de gélules d'huiles essentielles pour assainir vos intestins. Si elles étaient vraiment antibactériennes, elles agiraient comme une antibiothérapie à large spectre en éradiquant toute votre flore. Et vous seriez très probablement sujette au développement d'une mycose. En réalité, en prenant des huiles essentielles, vous avez très peu de risques de développer une mycose ensuite.

Il ne faut toutefois pas utiliser les huiles essentielles à la légère. Nous ne connaissons pas encore toutes leurs implications sur la santé. L'utilisation en interne doit être réservée à des cas avérés de dysbiose qu'une simple réforme alimentaire n'a pas pu améliorer.

Les huiles essentielles sont la fraction aromatique (qui sent bon) et volatile (qui s'évapore et a tendance à être en suspension dans l'air) des plantes. Elles sont contenues dans la plupart des végétaux. Ces molécules sont en quelque sorte l'armoire à pharmacie et la technique de défense des plantes. Elles utilisent ces molécules pour attirer les insectes pollinisateurs, pour éloigner les ravageurs, pour se soigner quand elles sont malades, pour se cicatriser quand elles sont blessées.

Les hommes ont appris à les extraire et les concentrer sous la forme d'huile essentielle grâce à deux techniques :

▶ **La distillation à froid :** grâce à la vapeur d'eau, la molécule volatile est extraite et lorsque l'eau revient sous la forme liquide en étant refroidie, l'eau et l'huile essentielle se séparent en deux phases. La phase liquide, de l'eau avec une infime dose d'huile essentielle : on en fait un hydrolat ou une eau aromatique. Et une phase huileuse qui surnage : l'huile essentielle. C'est la technique majoritairement utilisée.

▶ **L'extraction :** on presse les végétaux pour en extraire l'huile essentielle, que l'on appelle essence. On utilise cette technique pour les agrumes, par exemple.

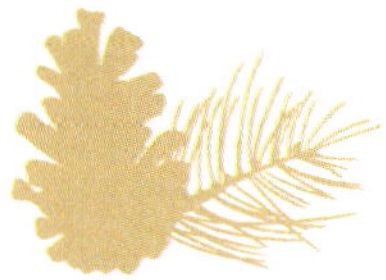

▶ ASTUCE NATURO :

Les huiles essentielles, essentielles au ménage

Les huiles essentielles de citron, de tea-tree, de lavande fine ou de lavandin super sont toutes assainissantes.
Celle de **citron** est aussi excellente en diffusion comme assainissant de l'air (utilisable aussi si vous avez des enfants en bas âge, à condition de ne pas diffuser dans la pièce en leur présence et de diffuser une à deux fois par jour pendant 20 minutes).
Celle de **tea-tree** est plus fortement antibactérienne.
Celle de **lavande fine** permet aussi de vous apporter de la détente et un meilleur sommeil. Son odeur est dépaysante et sent bon les vacances. Diluée dans une huile végétale, elle est aussi apaisante et cicatrisante pour les peaux sensibles.

Dans tous les cas, il faudra de grosses quantités de végétaux pour extraire un tout petit peu d'huile essentielle. Voilà pourquoi ces petits flacons que vous voyez chez le pharmacien ou au magasin bio sont si chers. Mais rassurez-vous, quelques gouttes suffiront à chaque utilisation, votre petit flacon durera très longtemps.
Il existe d'autres techniques d'extraction, par solvants ou par distillation à chaud. Ce sont des méthodes moins coûteuses et beaucoup plus rentables. Malheureusement, la première est polluante et les deux abîment les qualités « thérapeutiques » des huiles essentielles.
Voilà pourquoi il est important de se fournir chez un revendeur de qualité. Le pharmacien, par exemple, est obligé d'avoir la carte d'identité chimique des huiles essentielles qu'il vend. C'est un gage de qualité. Certains sites en ligne sont aussi de confiance !

Les vertus des huiles essentielles :

▶ **Les huiles essentielles sont antiseptiques :** elles permettent de tuer les bactéries pathogènes, mais elles ne tuent pas toutes les autres.

▶ **Certaines sont antivirales, expectorantes** (elles aident le mucus à être dégagé des voies respiratoires).

▶ Utilisées de manière combinée, **elles se potentialisent les unes les autres :** d'où l'intérêt d'utiliser des synergies.

Le goût pour l'utilisation des huiles essentielles revient en force, d'abord **pour des raisons économiques**, notamment dans les pays n'ayant pas accès aux médicaments conventionnels ou dans les pays où l'accès aux médicaments est très coûteux et revient entièrement à la charge du patient.

Ce retour en force se fait également **pour des raisons sanitaires mondiales**. Les bactéries savent rapidement reconnaître une molécule de synthèse et muter pour ne plus être atteintes par celle-ci. C'est pourquoi on doit toujours aller au bout des traitements antibiotiques, même quand on ne se sent plus malade, et que l'on ne doit pas prendre d'antibiotiques si la cause de la maladie n'est pas bactérienne.

À force de s'entraîner et de muter, de nombreuses bactéries pathogènes ne répondent plus aux médicaments antibiotiques. C'est ce qu'on appelle l'impasse thérapeutique.

Une huile essentielle contient à elle seule des dizaines ou des centaines de molécules différentes. Impossible pour une bactérie de s'entraîner et de muter pour lutter contre toutes ces molécules et donc de devenir résistante à une huile essentielle. Une huile essentielle ne sera peut-être pas toujours aussi efficace qu'un antibiotique, mais utilisée en synergie avec d'autres huiles essentielles, elle sera tout de même très efficace.

Il faut se rappeler qu'elles ont longtemps été les seuls « médicaments » de l'humanité, et qu'elles étaient l'outil du médecin et du pharmacien avant l'arrivée de la médecine chimique (qui a produit des molécules de synthèses pures : nos médicaments conventionnels dont font partie les antibiotiques).
La plupart des médecins ou des pharmaciens ont perdu ce savoir, il faut aujourd'hui d'adresser à des aromathérapeutes ou à des médecins et pharmaciens ayant poursuivi leurs études vers l'aromatologie.

Les huiles essentielles sont un condensé de la plante et leurs molécules sont très efficaces et très concentrées. Nombre d'entre elles contiennent des composés extrêmement puissants et qui peuvent être dangereux pour certaines personnes : enfants, femmes enceintes ou allaitantes, personnes ayant de l'hypertension, de l'asthme ou des problèmes de thyroïde, ou bien sûr celles qui sont allergiques aux huiles essentielles...

A priori, on ne les utilisera pas chez ces personnes, à moins de demander conseil à un spécialiste (qui pourra vous orienter vers des huiles sans toxicité ou vous proposera de les diluer très précisément).

Attention à bien connaître le nom complet ou le nom latin d'une huile essentielle et à ne pas les interchanger ! Par exemple, l'utilisation de l'eucalyptus radié (*eucalyptus radiata*) est autorisée chez les enfants de moins de 6 ans, mais pas celle de l'eucalyptus globuleux (*eucalyptus globulus*). Par précaution, si on ne connaît pas l'huile essentielle, on ne l'utilise pas avant 6 ans.

Je vous recommande la lecture du livre *Soigner son enfant avec les huiles essentielles* de Danièle Festy. Elle fait une distinction entre les bébés de moins de 3 mois, les bébés entre 3 mois et 3 ans, les enfants entre 3 et 6 ans et les enfants de plus de 6 ans. Car il ne s'agit pas seulement de changer le dosage pour que ça puisse convenir à différents âges.

5 Élimination : par ici la sortie

Reprenons où nous en étions dans notre voyage le long de notre système digestif...

Nous arrivons donc au seuil de notre gros intestin, ou côlon, qui se divise en trois parties : le côlon ascendant, le côlon transverse (très proche du diaphragme et du plexus solaire) et le côlon descendant qui se termine par le rectum, l'ampoule rectale et l'anus.

POINT NATURO : *Les bonnes habitudes pour que ça parte « comme une lettre à la poste »*

- Manger plus de fibres, des légumes et des fruits frais ou cuits.
- Bouger : une sangle abdominale en bonne santé, la marche et la respiration à pleins poumons permettent aussi de faciliter le transit. Certains mouvements en « torsion » réalisés dans le sens de la digestion peuvent aider aussi (voir yoga p. 107 à p. 116).
- S'hydrater : si le corps manque d'eau, il aura tendance à vouloir trop en récupérer dans le côlon lors de la formation des selles. Celles-ci seront donc très sèches.

• Ajouter de bonnes graisses à son alimentation pour lubrifier les selles.
• Adopter une position physiologique aux toilettes, avec les genoux plus haut que les fesses (on peut s'aider d'un marchepied) pour se rapprocher d'une position accroupie, voir p. 69.

Les aliments non digérés et les déchets arrivent dans le côlon où ils vont encore être un peu digérés par les bactéries, nos sous-traitantes préférées.

Après cette étape, les fibres et les bactéries mortes, mais aussi des cellules de la paroi intestinale mortes doivent être évacuées. À ce stade, les matières sont encore très liquides. Pour bien acheminer les déchets vers la sortie et les éliminer efficacement, les selles doivent arriver en bout de parcours « moulées », c'est-à-dire qu'elles doivent devenir plus solides, mais pas trop non plus.

Si elles restent sous forme liquide, on a la diarrhée, et les sphincters ne sont pas parfaitement hermétiques et « antifuite ». Ça devient rapidement handicapant au niveau de la vie sociale de toujours devoir contracter son anus. Donc les selles liquides, ce n'est pas viable.
Mais si elles sont trop dures, elles ont du mal à s'acheminer vers la sortie car elles coincent. Petit à petit, si elles coincent trop longtemps, elles peuvent déformer les intestins qui vont s'allonger, on parle alors de mégadolichocôlon ou méga-côlon, parce qu'il est plus grand que la normale. Cela peut être dû aussi à une tendance à trop se retenir, ou encore à un aspect anatomique héréditaire.

Et voilà, nous avons terminé le voyage au long de notre tube digestif ! Nous espérons qu'il vous a permis de mieux vous connaître et vous comprendre. Dans une deuxième partie, après les recettes, nous examinerons tous les messages que notre corps nous envoie pour nous dire que quelque chose ne va pas, et comment y répondre.

Granola aux amandes

Ce granola aux amandes sans gluten est riche en protéines et en calcium. Il est accompagné de fruits secs et de très peu de miel, pour allier gourmandise et digestibilité. C'est un régal pour les papilles et pour le ventre.

Ingrédients

- 300 g d'amandes entières
- 100 g d'amandes effilées
- 60 g de graines de courge
- 70 g de raisins secs
- 60 g d'abricots secs
- 50 g d'éclats de cacao
- 3 c. à s. bombées d'huile de coco
- 3 c. à s. de miel
- 1 c. à c. de cannelle en poudre

Préchauffer le four à 150 degrés.

Concasser 150 g d'amandes entières et conserver les 150 g restant entières. Couper les abricots secs en morceaux.

Dans un saladier, placer les amandes entières, les amandes concassées, les amandes effilées, les graines de courge, les raisins secs et les abricots secs.

Faire fondre l'huile de coco, puis mélanger avec le miel et la cannelle. Ajouter dans le saladier et mélanger.

Sur une plaque de cuisson ou dans un grand plat, placer une feuille de papier cuisson et verser le granola.

Enfourner 30 minutes. Ajouter les éclats de cacao une fois le granola tiédi. Placer dans un bocal en verre.

Conseil

Se conserve 10 jours dans un bocal hermétique, dans un endroit sec à température ambiante.

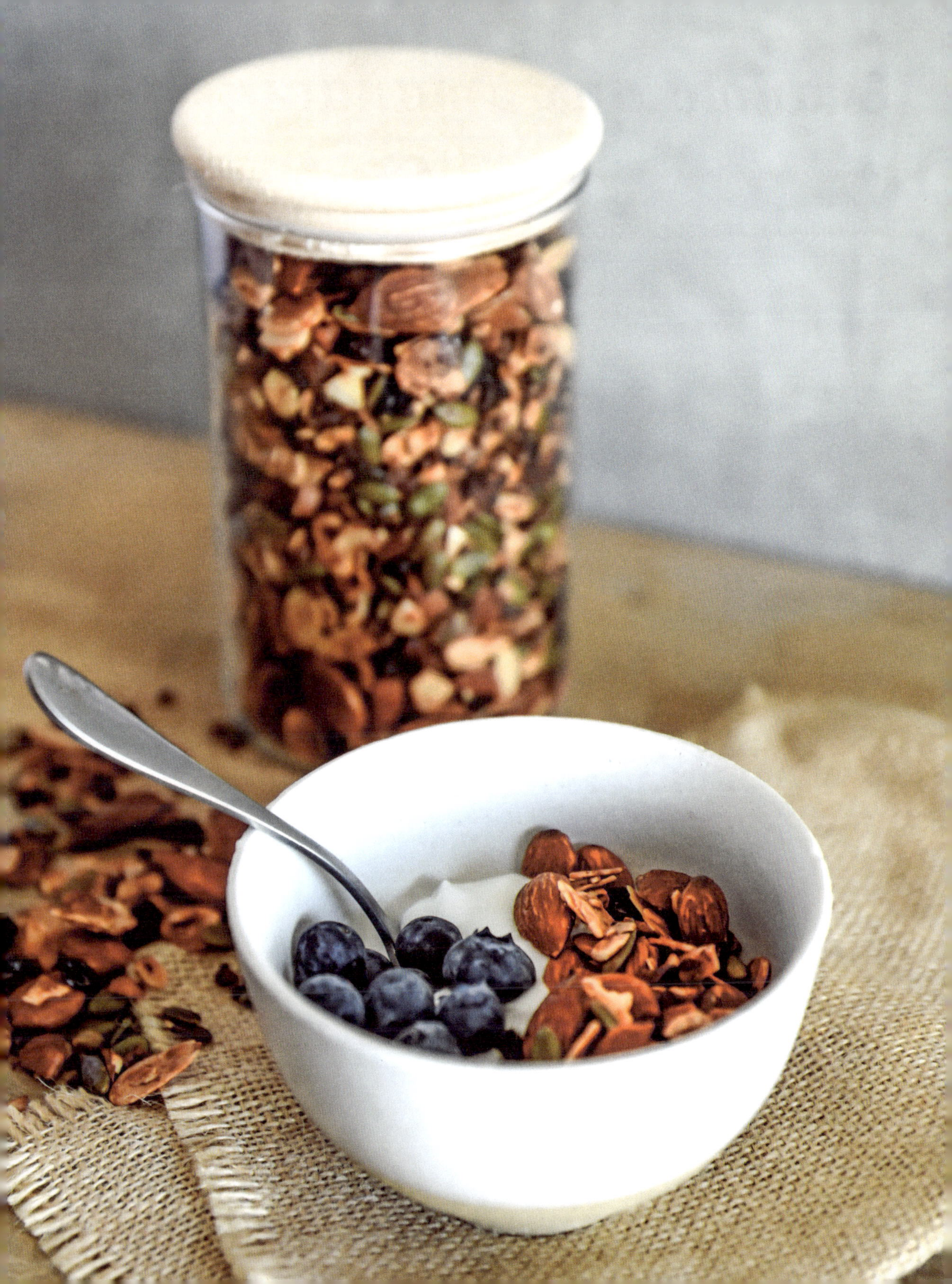

Buddha bowl

Ce repas regroupe différents types d'aliments permettant de cumuler des protéines végétales (quinoa, graines de chanvre), des bons gras (avocat, huile d'olive, graines de chanvre), des vitamines et minéraux. Le chou est un superaliment incroyable pour la santé, n'hésitez pas à en manger quand c'est la saison.

Ingrédients pour 2 personnes

- 220 g de quinoa cuit
- 2 carottes
- 80 g de chou rouge
- 1 avocat
- 2 c. à s. de graines de chanvre
- ½ citron
- 2 c. à s. de yaourt de coco
- De l'huile d'olive

Préchauffer le four à 180 degrés.

Éplucher les carottes et les couper en deux dans la longueur.

Les placer dans un petit plat ou sur une feuille de papier cuisson, verser un filet d'huile d'olive et enfourner pendant 30 minutes (ne pas hésiter à faire cuire d'autres légumes en même temps pour de prochains repas). Laisser tiédir après cuisson.

Rincer le chou rouge et l'émincer finement.

Écraser l'avocat et ajouter ½ jus de citron.

Mettre tous les éléments dans des assiettes creuses : le quinoa cuit, le chou rouge, les carottes rôties, l'avocat écrasé, les graines de chanvre, le yaourt de coco. Puis arroser le tout d'un filet d'huile d'olive et de jus de citron.

Conseil

Pour la cuisson du quinoa, je vous recommande de suivre les instructions du producteur ainsi que nos conseils p. 94 pour le trempage des graines.

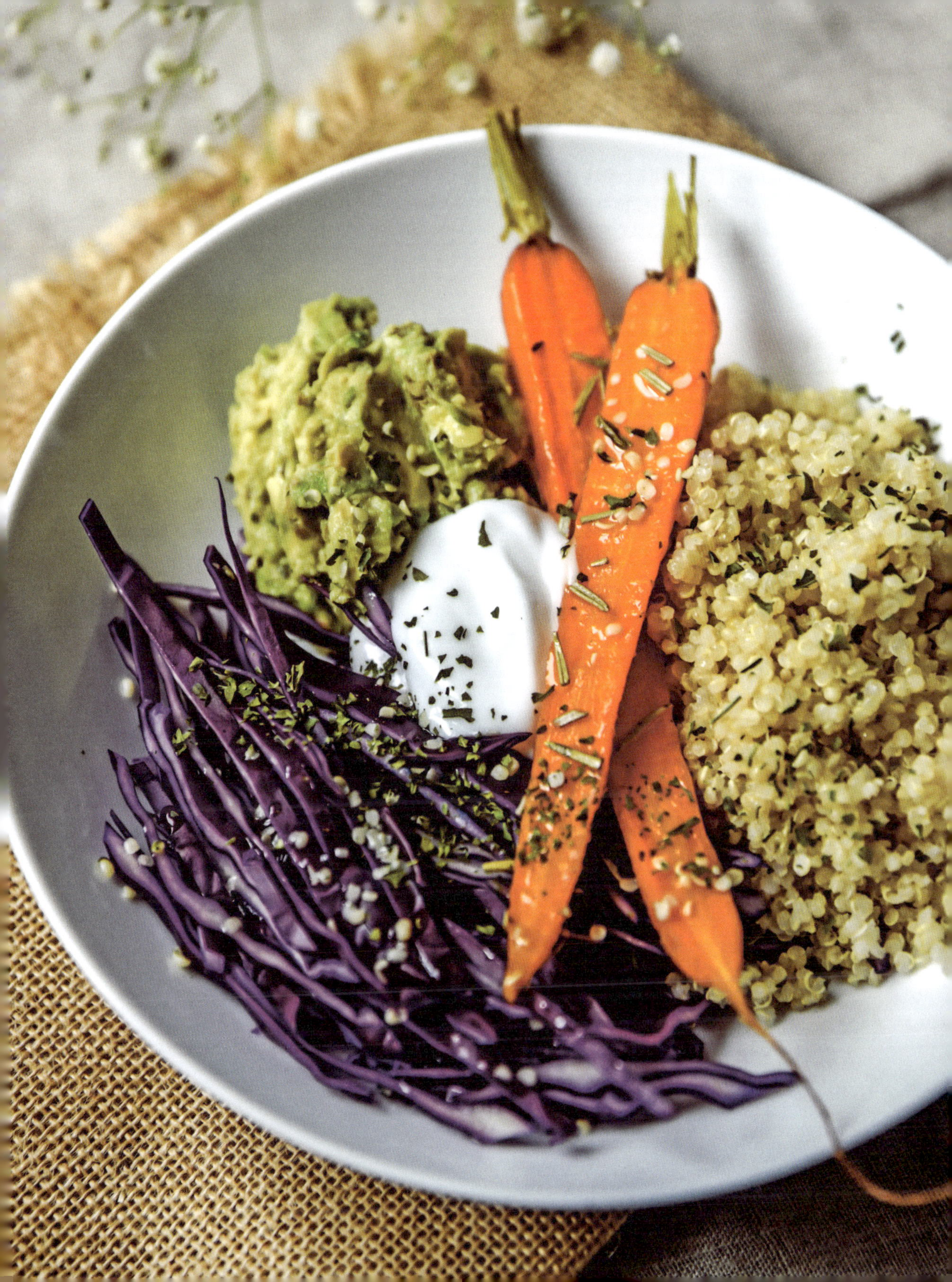

Crunola

Le crunola est ma version crue du granola. Fruité et riche en graines pour se régaler au petit déjeuner, il favorise un bon transit et une bonne digestion. À déguster avec un yaourt de coco, sur un porridge ou avec de la compote.

Ingrédients

- 15 dattes Medjoul
- 100 g de noix de cajou
- 50 g de pétales de noix de coco
- 60 g de mangue séchée
- 2 c. à s. de graines de chia
- 3 c. à s. de graines de courge

Dénoyauter les dattes (les rincer au préalable si besoin, dans ce cas, bien les sécher). Couper les dates en morceaux.

Couper la mangue séchée en morceaux également.

Dans un robot avec une lame en S, mettre tous les ingrédients et mixer grossièrement pour obtenir des morceaux mais pas une pâte.

Transvaser le crunola dans un bocal hermétique.

Conseil

Si vous n'avez pas de mixeur, vous pouvez réaliser la recette en coupant grossièrement le tout avec un couteau de cuisine. Le résultat sera assez proche. Se conserve 10 jours dans un bocal hermétique, dans un endroit sec à température ambiante.

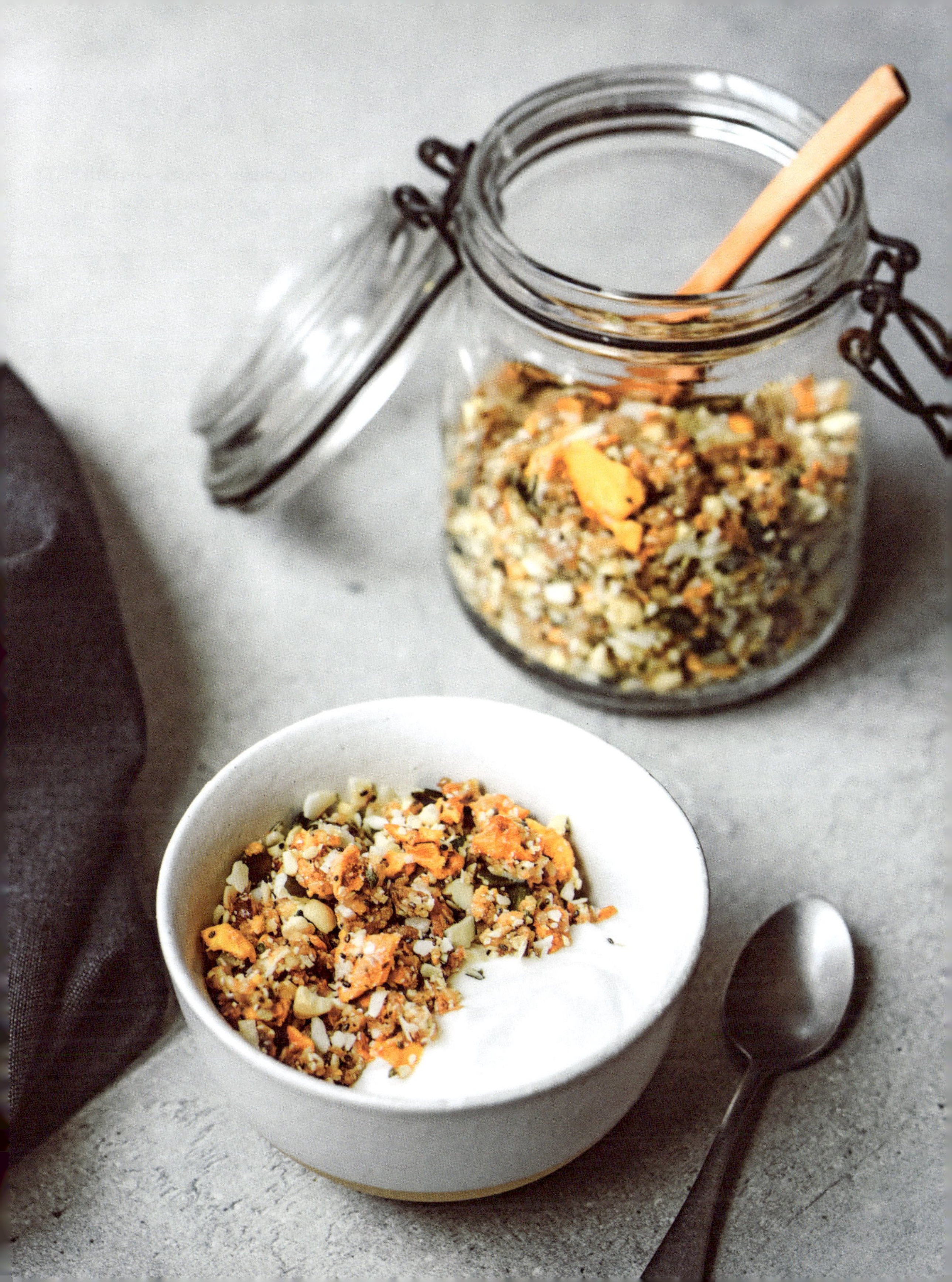

Smoothie bowl aux myrtilles

Ce smoothie est un peu plus épais que d'ordinaire pour que vous puissiez le consommer à la cuillère et le « mâcher ». Prenez votre temps et régalez-vous.

Ingrédients pour 1 personne

- ½ banane
- 20 g d'épinards frais
- ¼ d'avocat
- 80 g de myrtilles
- 1 c. à c. de jus de citron
- 1 c. à c. de graines de chanvre
- 80 ml de lait d'amande non sucré

Topping

- 3 fraises (ou fruits de saison)
- Quelques c. à s. du crunola (voir p. 40)

Rincer vos fruits et légumes. Éplucher la banane et l'avocat.

Placer tous les ingrédients du smoothie dans un blender et mixer pour obtenir une texture lisse, épaisse et onctueuse.

Placer le smoothie dans un bol et ajouter le topping.

Manger ce smoothie à la cuillère en mâchant chaque bouchée.

Conseil

Les myrtilles sont des fruits très fragiles et qui s'abîment vite. N'hésitez pas à les acheter bios au rayon surgelé. Les fruits rouges sont surgelés juste après la cueillette et sont donc parfaits pour les smoothies.

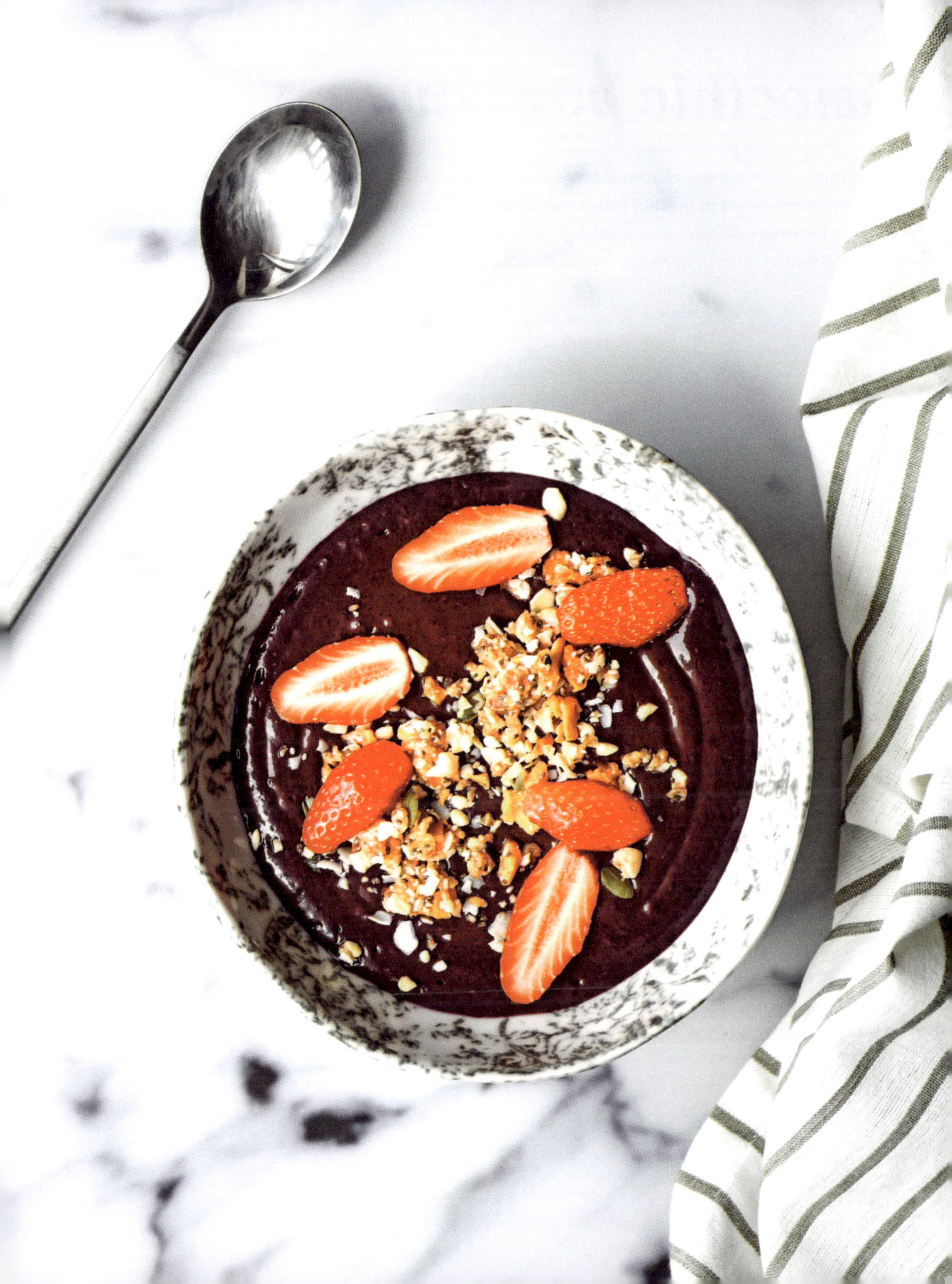

Latte à la caroube

La caroube est une gousse issue du caroubier, qui pousse dans les pays méditerranéens. Son goût cacaoté est très agréable, mais contrairement au cacao, elle ne contient pas de caféine. Dans cette recette, nous substituons la caroube au cacao, pour un délicieux latte sans excitants, qui ne trompera pas votre système digestif.

Ingrédients pour 1 tasse

- 1 tasse de lait d'avoine
- 2 c. à c. de poudre de caroube
- ½ c. à c. de cannelle
- ½ gousse de vanille
- 1 c. à c. de sucre de coco ou de miel

Dans une petite casserole, faire chauffer le lait végétal.

Ajouter la poudre de caroube, la cannelle, les graines de la demi-gousse de vanille et le sucre de coco.

Remuer avec un petit fouet et servir une fois chaud.

Conseil

Vous pouvez varier les laits végétaux. Cette recette se mariera aussi très bien avec du lait de cajou ou du lait d'amande.

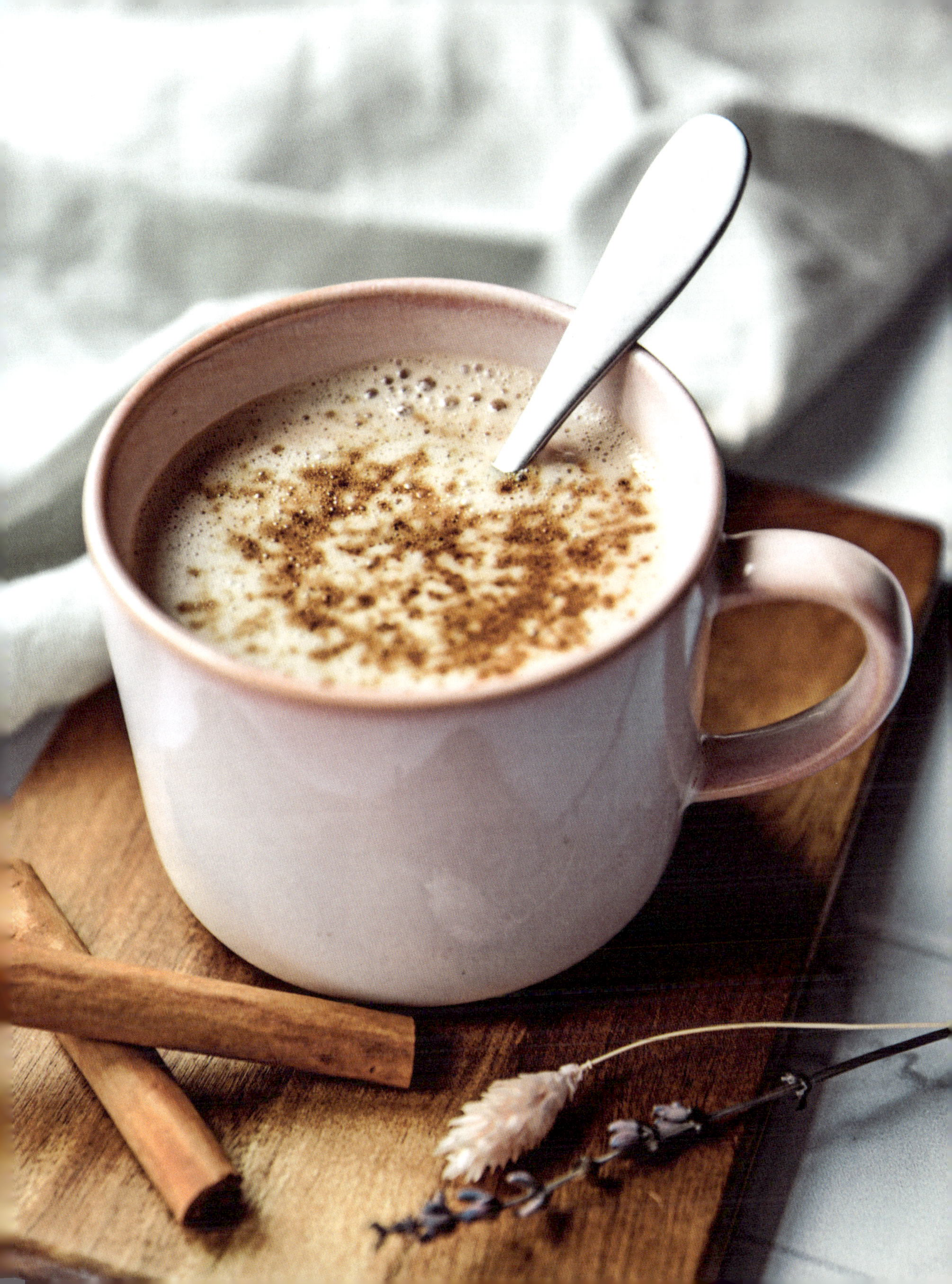

Le kéfir de Shira

Cette recette est celle que Marine réalise au quotidien. Elle lui vient de son amie Shira, spécialiste de la cuisine fermentée (@shirabioparis). Le kéfir de fruits est une boisson obtenue par fermentation. Les grains de kéfir sont composés de levure et de bactéries. Ils digèrent le sucre et produisent une boisson gazeuse aux vertus probiotiques.

Ingrédients

- 1 L d'eau filtrée
- 3 à 4 c. à s. de grains de kéfir
- 1 c. à s. de sucre
- ¼ de citron (ou d'orange)
- 1 figue sèche (ou abricot sec)
- Pour parfumer : des fruits frais, des feuilles de verveine, de menthe, du gingembre...

Note

Une fois le sucre digéré par les bactéries, la boisson n'en contient presque plus.

Rincer et couper le citron en quartiers ou rondelles et ôter les pépins.

Rincer la figue et la placer dans un bocal, avec le citron, le sucre et les grains de kéfir.

Remplir d'eau puis fermer le bocal et laisser fermenter 24 heures à 48 heures à température ambiante (1re fermentation).

Retirer et jeter ensuite la figue et les morceaux de citron. Mettre la boisson en bouteille en la filtrant à l'aide d'une petite passoire (éviter le métal) pour récupérer les grains de kéfir.

Il est possible de parfumer la préparation avec du gingembre, des herbes (verveine, menthe, basilic...) ou des fruits frais coupés (ils vont entraîner une légère fermentation alcoolique qui rendra la boisson plus pétillante). Fermer les bouteilles et laisser encore 24 heures à température ambiante (2e fermentation) avant de conserver au frais.

Les grains de kéfir sont prêts pour une nouvelle fournée. Sinon, ils se conserveront au frais dans un peu d'eau sucrée.

Conseil

Vous pouvez acheter des grains de kéfir sur Internet, ou trouver une personne qui en donne, car les grains de kéfir se multiplient très rapidement.

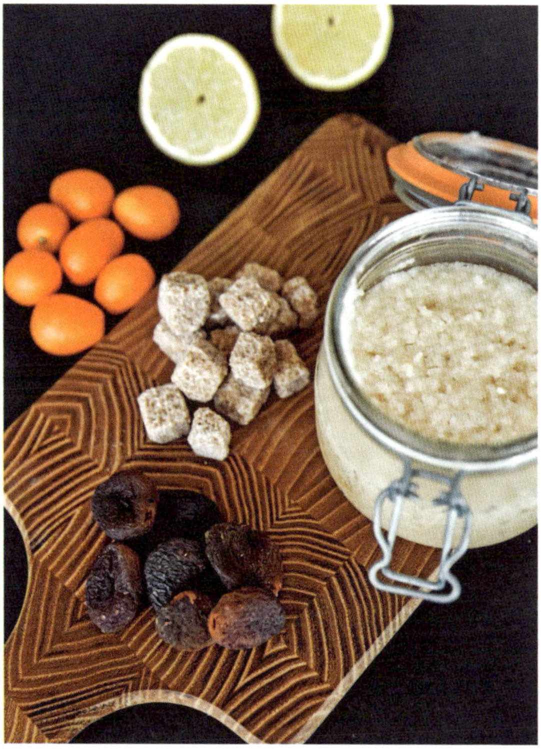

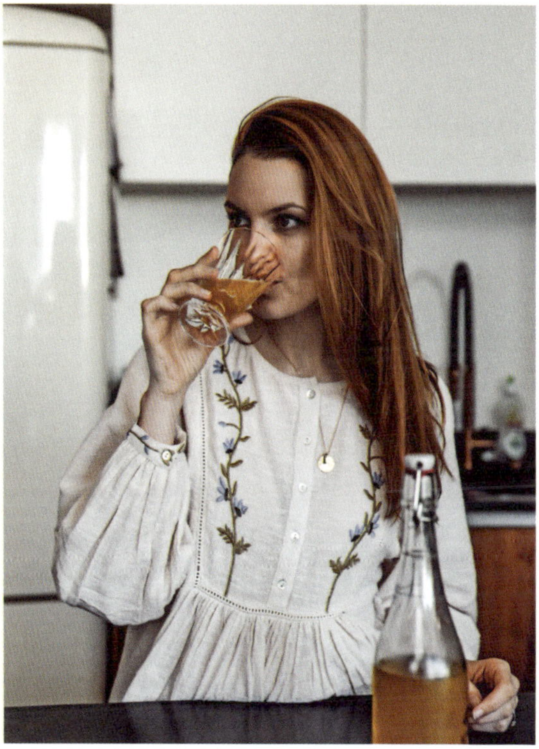

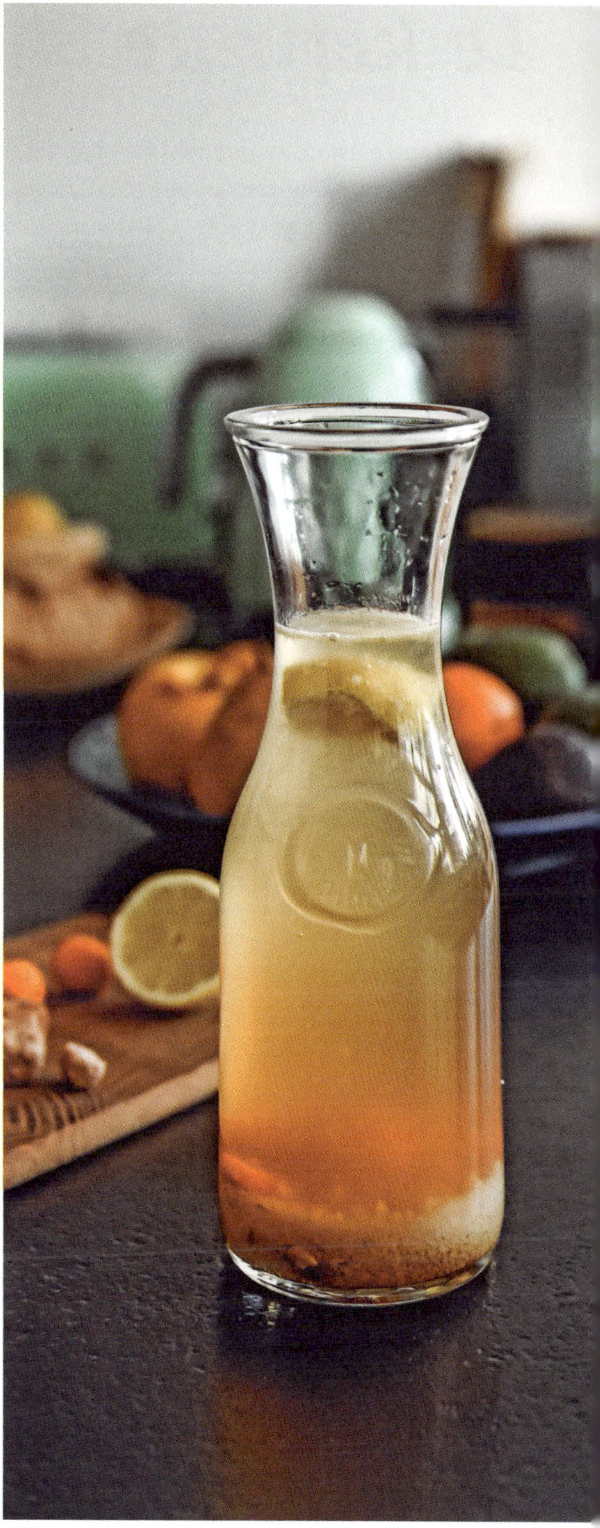

Soupe verte

Cette soupe estivale est un vrai délice ! Légère mais nourrissante, elle sera un allié de choix pour vos dîners ou déjeuners en été. Elle est très crémeuse grâce aux noix de cajou ! N'hésitez pas à l'accompagner d'une tartine de houmous.

Ingrédients pour 2 personnes

- 1 oignon
- 8 asperges fines
- ½ botte de fanes de radis
- ¼ d'avocat
- ½ citron
- 2 c. à s. d'ail des ours en poudre
- 60 g de noix de cajou
- Huile d'olive
- Sel, poivre

La veille, faire tremper les noix de cajou dans de l'eau filtrée.

Rincer les fanes de radis et les asperges. Émincer finement l'oignon et éplucher les asperges si nécessaire.

Dans une casserole, faire revenir l'oignon avec un filet d'huile d'olive jusqu'à ce que les morceaux deviennent translucides.

Ajouter les fanes de radis et les faire suer environ 2 minutes à feu doux.

Couper les asperges grossièrement et les ajouter dans la casserole. Faire revenir 1 minute.

Ajouter 400 ml d'eau, couvrir et laisser cuire 12 minutes à feu doux.

Dans un blender, verser tous les ingrédients de votre casserole ainsi que l'eau de cuisson, puis ajouter les noix de cajou (préalablement rincées). Saler et poivrer à votre convenance. Mixer le tout et déguster bien chaud.

Conseil

Vous pouvez accompagner cette délicieuse soupe d'une tartine de houmous et de radis en rondelles.

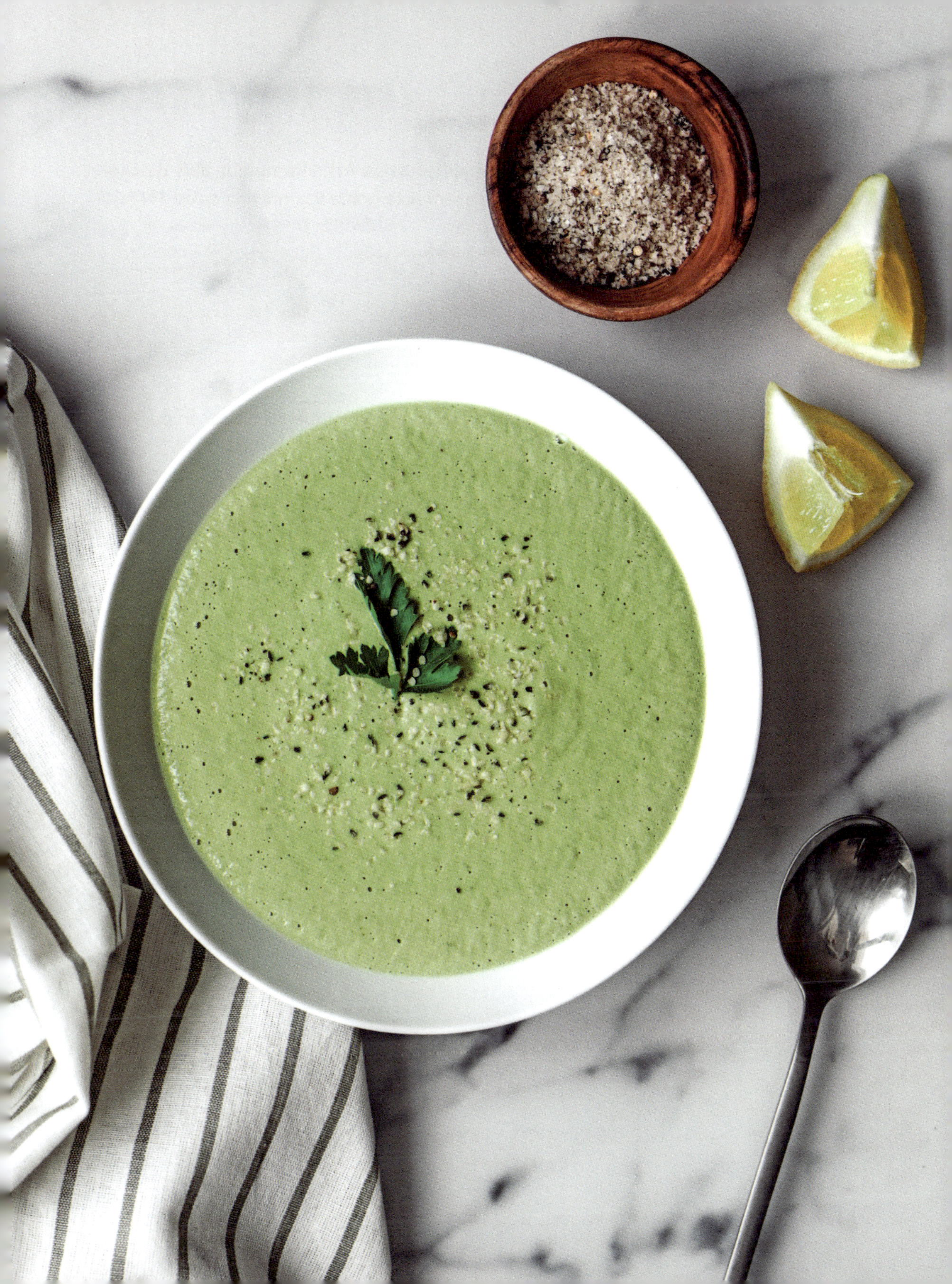

Porridge de chia au psyllium

Le psyllium est une plante riche en fibres solubles, qui possède de nombreux atouts pour la sphère intestinale : elle participe à réguler le transit, aide à lutter contre la constipation, elle est bénéfique en cas de syndrome du côlon irritable. Dans cette recette, je vous explique comment réaliser un gel de psyllium ainsi qu'un porridge de chia riche en gel de psyllium.

Ingrédients pour 2 personnes

Pour le gel de psyllium :

- 4 g de psyllium en poudre
- 100 ml d'eau

Pour le porridge de chia :

- 100 ml de lait végétal (amande, riz, avoine, etc.)
- 2 c. à s. bombées de yaourt de coco
- 25 g de graines de chia
- 2 c. à c. de gel de psyllium
- ½ pomme
- 10 noix de cajou
- 10 baies de goji
- 2 pincées de cannelle
- 2 filets de miel (optionnel)

Réalisation du gel de psyllium

Mélanger le psyllium en poudre dans l'eau avec un petit fouet ou une cuillère à café pour obtenir une texture homogène. (Si vous ne trouvez que du psyllium en paillettes, mixez-le au préalable pour en faire de la poudre.) Bien mélanger et laisser gonfler au moins 30 minutes au frigo.

Réalisation du porridge

Dans un petit récipient, verser le lait végétal, le yaourt de coco et les graines de chia. Mélanger le tout avec un petit fouet pour éviter que les graines ne s'agglomèrent entre elles. Placer au frais. Remuer à nouveau après 30 minutes. Replacer au frais 1 heure (ou plus si vous ne le consommez pas dans l'immédiat).

Sortir le porridge du frigo, ajouter 2 c. à c. de gel de psyllium dans le porridge. Mélanger le tout. Couper la demi-pomme en tranches et les noix de cajou en morceaux.

Dans deux petits bols, répartir le porridge de chia, les fruits, graines et noix. Ajouter une pincée de cannelle et un filet de miel dans chaque bol.

Le gel de psyllium est visible seul sur la photo, à côté du porridge de chia.

Conseil

Le gel de psyllium se conserve plusieurs jours au réfrigérateur dans une boîte hermétique. Vous pouvez l'ajouter également dans vos compotes, smoothies, yaourts, etc. Consommez-le de façon progressive.

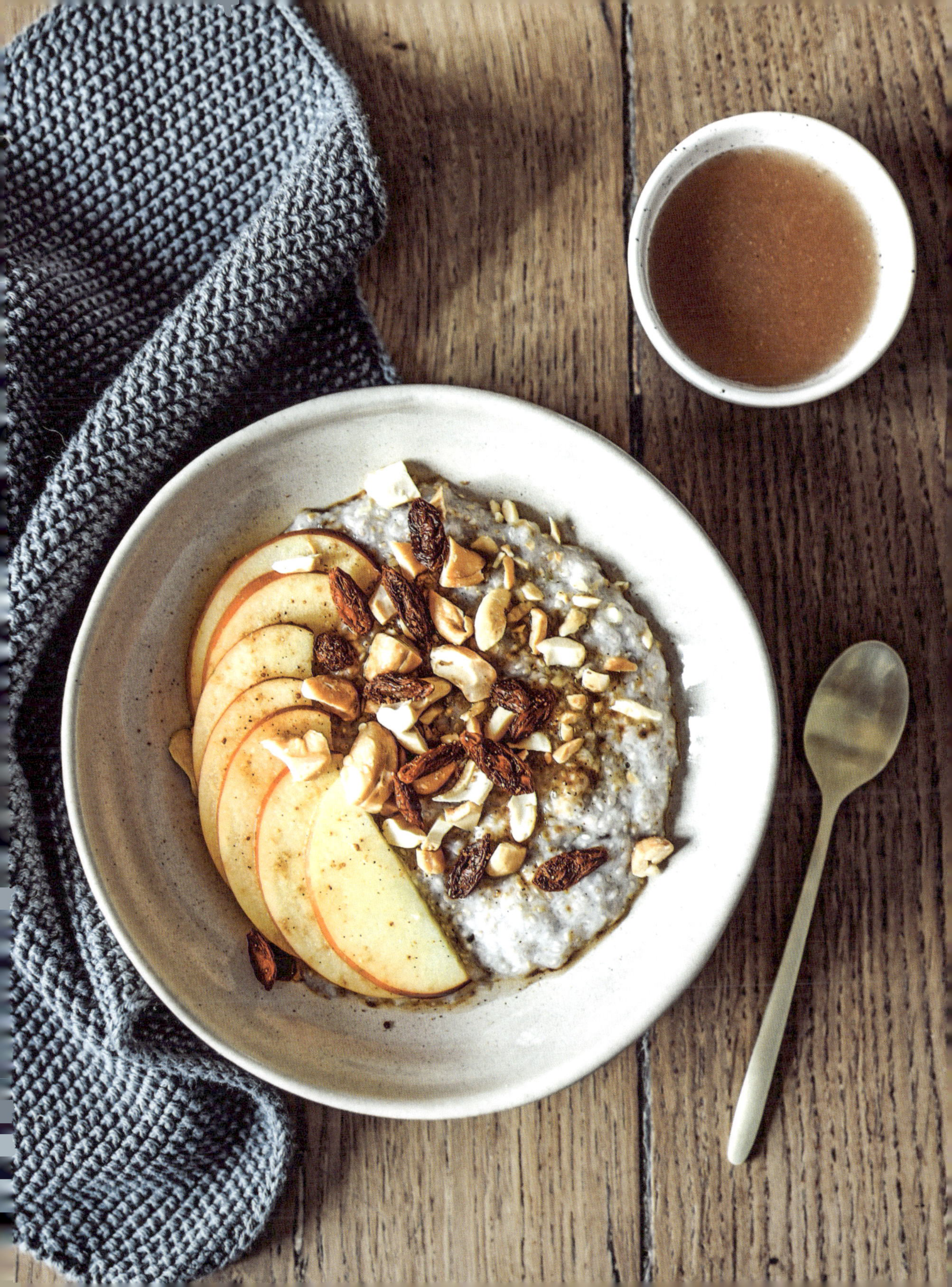

Energy balls

Cette recette est réalisée à partir de pruneaux. Le pruneau est un excellent fruit pour permettre à votre corps de « vider les poubelles », comme le dit si bien Marine. Tout le monde connaît le jus de pruneau mais nous voulions vous proposer une recette plus gourmande !

Ingrédients pour 8 boules

- 9 pruneaux
- 25 g de flocons d'avoine
- 20 g de cacao cru
- 80 g d'amandes
- 1 c. à s. de noix de coco en poudre
- 1 c. à s. de purée d'oléagineux (cajou, cacahuète, tahin, etc.)

Dénoyauter les pruneaux si nécessaire.

Dans un robot multifonction (avec une lame en S de préférence), mixer les ingrédients secs : flocons d'avoine, cacao, amandes, noix de coco. Ajouter ensuite les pruneaux et la purée d'oléagineux. Mixer jusqu'à obtenir une pâte légèrement sableuse.

Prendre une portion de pâte et la presser entre les deux paumes. Une fois bien soudée, rouler la pâte pour en faire une boule.

Conseil

Cette recette fonctionne aussi très bien avec des dattes ou des abricots secs à la place des pruneaux, si vous avez envie d'en faire un simple snack sain.

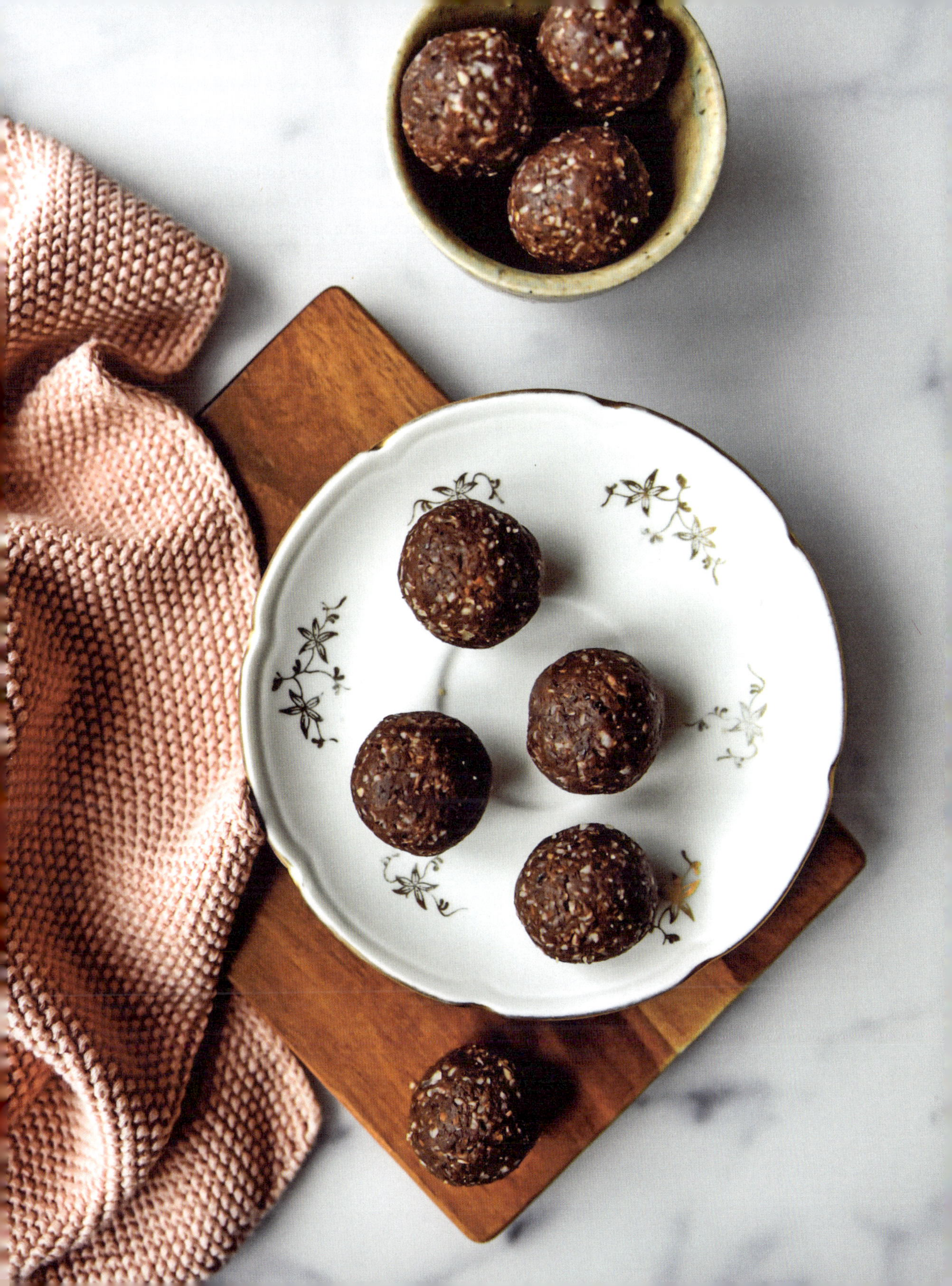

PARTIE 2

Aïe, j'ai mal

Que faire de la douleur ?

En naturopathie, on ne cherche pas à faire taire la douleur à tout prix mais à écouter ce qu'elle nous dit. Les symptômes, les désagréments sont des indices à rassembler pour comprendre d'où vient le déséquilibre dans notre corps. Une véritable enquête commence alors pour trouver et régler la cause de la cause de la cause... Ensuite seulement, le corps peut récupérer l'énergie nécessaire pour retrouver son équilibre (son homéostasie, en terme médical).

Dans cette partie, nous ferons le tour des douleurs que l'on peut ressentir à la suite de problèmes de digestion et au niveau du ventre en général, pour vous aider à les interpréter et à agir dessus efficacement.

1 Le symptôme est un messager

Si on cherche à faire taire les symptômes, le corps trouve d'autres voies d'expression : c'est ainsi que de nouveaux symptômes se déclarent et qu'ils s'aggravent. Le corps parle mais si on ne l'écoute pas, il se met à crier. Ou bien il se tait puis explose.

Ne rien sentir dans le ventre n'est pas forcément bon signe non plus. Il est important d'avoir des sensations, d'être connectée à son ventre. Cela me permet de savoir quand ce que je mange est bon ou mauvais pour moi, quand j'ai suffisamment mangé, quand j'ai besoin de cru ou de cuit, quand il me faut plus de repos, plus de sommeil. Ces sensations ne devraient pas être inconfortables mais présentes. Comme la petite voix d'un bébé qui babille.

Quand on est connectée à son ventre, on sait reconnaître les signes précoces d'une inflammation et on peut rectifier le tir rapidement avant que la situation ne se détériore plus encore. Quand on est connectée à son corps, on sait à quel moment on en est de son cycle menstruel et comment mieux le gérer. Quand on est connectée à son corps, on sait en prendre soin de manière instinctive.

Notre corps nous parle et nous demande précisément certaines choses : on est attirée par des aliments contenant telle vitamine, tel acide aminé, tel acide gras ou telle molécule qui aide notre corps à se détoxifier.
Apprendre à communiquer avec son corps et à comprendre ses maux est un beau cadeau à se faire pour qu'il soit notre meilleur allié.

POINT NATURO : ***La détox***

Il nous semble nécessaire de faire une mise au point sur ce mot très à la mode et galvaudé de « détox ». Par respect pour les personnes addictes, qui souffrent et qui cherchent à s'en sortir, il est important de ne pas utiliser ce terme à la légère.

La détoxification est un processus que le corps sait gérer tout seul s'il fonctionne correctement. Le foie (et sa réserve, la vésicule biliaire) remplit principalement ce rôle. Il va par exemple permettre d'évacuer du corps certains toxiques (des résidus de médicaments, des molécules issues de la cuisson, des perturbateurs endocriniens, des polluants environnementaux mais aussi des déchets du métabolisme…). Il a souvent besoin de molécules spécifiques pour permettre la saisie, la découpe et le transport de ces toxiques en dehors du corps.
Mais notre mode de vie encrasse le système et fatigue les organes de la détox (foie, poumons, peau, intestins et utérus pour les femmes). Si l'on veille à apporter au corps ces molécules « aidantes » via l'alimentation, et que l'on permet aux organes de l'élimination (les émonctoires, en termes naturo) de se reposer ou de se renforcer, alors on aide à la détoxification de l'organisme. Rappelez-vous, la naturopathie est là pour soutenir le corps afin qu'il puisse faire ce qu'il doit faire pour préserver la santé.

On peut avoir des douleurs liées à la digestion et à l'alimentation loin du ventre puisque la digestion commence dans la bouche (et même dans le cerveau), tout comme on peut avoir des inconforts dans la zone du ventre sans que cela soit lié à la digestion (douleurs gynécologiques, musculaires, conjonctives…). (Nous choisissons ici de passer un peu plus rapidement sur les douleurs de la sphère buccale.)

2 Pourquoi ça brûle ? Douleurs, brûlures, tensions et spasmes

• REMONTÉES ACIDES ET ACIDITÉ GASTRIQUE

Avant l'arrivée de la nourriture, l'estomac augmente son acidité, ce qui déclenche le fonctionnement de certaines enzymes qui découpent (digèrent) les protéines. Cette acidité extrême sert aussi à assainir les aliments ingérés : la plupart des bactéries n'y résistent pas. Pour ne pas s'autodigérer, l'estomac est tapissé d'un mucus protecteur.

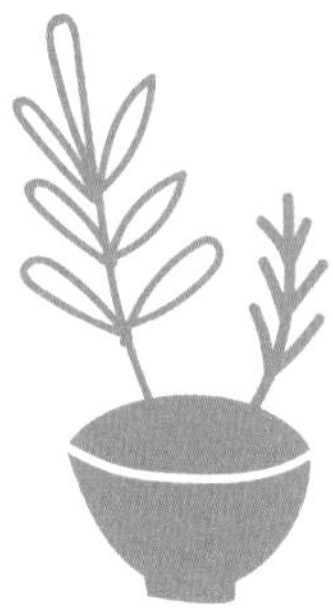

POINT NATURO : *La toxine*

D'un point de vue médical, la toxine est une substance sécrétée par une bactérie, comme la toxine botulique, utilisée pour empêcher la contraction de certains muscles : ceux du visage, ceux de la vessie, etc.

Mais on emploie aussi ce terme pour parler plus largement de toutes les substances qui abîment le corps et la santé.

En naturopathie, on parle souvent de « détoxification » pour parler de l'élimination des polluants extérieurs (exogènes) et de « détoxination » pour parler de l'élimination des déchets créés par le corps lui-même (endogènes).

Si on a une sensation de brûlure dans la zone de l'estomac, il se peut que nous ayons :

▶ Une hyperacidité : les cellules de l'estomac libèrent trop d'ions hydrogènes.

▶ Une hypoacidité (c'est paradoxal mais ça arrive) et peut-être le développement de bactéries qui attaquent la muqueuse.

▶ Un mucus de mauvaise qualité, qui ne recouvre pas toutes les zones ou qui n'est pas suffisamment épais.

▶ La présence d'une bactérie que l'on appelle helicobacter pylori (responsable de nombreux ulcères).

▶ Un trop-plein de l'estomac qui n'arrive pas à digérer correctement et qui demande un surplus d'acidité pour y parvenir. Et puisqu'il est trop plein, il déborde et ça brûle les zones non protégées.

▶ Des aliments mal mastiqués, qui demandent aussi plus d'énergie à fragmenter.

Si les brûlures sont situées sous le sternum, il s'agit certainement d'un reflux gastro-œsophagien. Le liquide très acide remonte par le haut dans l'œsophage, qui lui n'est pas protégé par du mucus. Plusieurs choses peuvent causer cela :

▶ Un trop-plein de l'estomac.

▶ Une faiblesse du sphincter entre l'œsophage et l'estomac (le cardia) qui ne devrait pas laisser remonter la nourriture en cours de digestion.

▶ Le surpoids (la graisse qui entoure les organes fait pression sur l'estomac qui finit par déborder).

▶ Une grossesse.

▶ La fatigue.

▶ Une mauvaise position (manger avachi sur son canapé ne permet pas de bien respirer ou de faire la place nécessaire dans l'estomac).

▶ Un abdomen comprimé ou coupé par des vêtements trop serrés (exit les jeans moulants et les ceintures lors des repas).

▶ Le stress.

▶ Des excitants, qui surexcitent les sphincters et les poussent à s'ouvrir sans raison (café, cigarette, alcool...).

POINT NATURO : ***De l'importance de la mastication***

En naturopathie, on aime dire qu'il faut « manger liquide ». Cette expression signifie qu'il faut longuement mâcher les aliments solides jusqu'à ce qu'ils deviennent liquides en bouche avant que nous ne les avalions. Ainsi, la digestion chimique des amidons est bien entamée, tout comme la digestion mécanique. Les fibres ont été découpées, les couches de cellulose des cellules ouvertes afin que ce qu'elles contiennent puisse être digéré. Une grande partie de la digestion est déjà faite. Cela allège le travail de digestion mécanique de l'estomac et le travail de digestion chimique des amidons des intestins.

La mastication a d'autres effets :

- La langue transmet tout un tas d'informations sur la nature de la bouchée, afin que les enzymes digestives correspondantes soient sécrétées plus bas. Par exemple, si une bouchée est grasse, le corps est prévenu qu'il va falloir fabriquer de la lipase pancréatique et des sucs permettant d'émulsifier le gras. Le foie va produire plus de bile et la stocker dans la vésicule biliaire pour digérer plus efficacement le gras.
- Mastiquer permet aux dents et à la mâchoire de se renforcer, et ainsi de maintenir une digestion saine. Les troubles dentaires peuvent causer des problèmes sérieux d'inflammation, d'infection, de proprioception (d'équilibre) ou encore des tensions partout dans le corps, dont on a parfois du mal à comprendre qu'ils sont liés à la mâchoire.
- Mastiquer permet d'envoyer des signaux au cerveau qui va pouvoir à son tour envoyer des signaux de satiété et ordonner la fabrication de certaines hormones telle que la leptine, qui stabilise la sensation de faim. Ainsi on mange moins et on digère mieux : on économise de l'énergie et on évite de stocker du gras.

Voir recette d'une « assiette à partager » p. 132.

▶ Une mauvaise mastication : la digestion mécanique va devoir être plus longue et plus intense, l'acidité augmentera aussi beaucoup. Les conditions sont réunies pour que ça brûle dans l'estomac et dans l'œsophage.

▶ Une hernie hiatale : un bout de l'estomac se retrouve coincé, pincé dans une zone au niveau du diaphragme.

Plus bas, dans l'intestin, on peut aussi ressentir des douleurs, brûlures et spasmes.

Quand ça brûle, c'est souvent qu'il y a une inflammation. Cette inflammation peut être transitoire. Si la muqueuse est agressée par un aliment que l'on ne tolère pas ou par une bactérie, elle va se mettre en posture de défense. Elle va demander une accélération des mouvements de transit, et une arrivée d'eau pour évacuer cet agent dangereux. Les cellules de la barrière intestinale vont s'inflammer et déverser du liquide dans la lumière intestinale.

C'est pourquoi ça nous brûle dans le ventre quand on va bientôt avoir la diarrhée. C'est tout à fait naturel, il s'agit d'un réflexe sain du corps pour nous protéger.

Ça devient problématique quand l'inflammation est chronique, qu'elle ne s'apaise quasiment jamais. Dans ce cas, la barrière intestinale ne peut plus faire son travail de douane entre ce qui arrive devant elle et la circulation sanguine. Il y a à la fois malabsorption (des nutriments n'arrivent pas dans la circulation sanguine) et intolérances (déclenchées pas des aliments pénétrant la circulation sanguine insuffisamment découpés et non reconnus par le système immunitaire).

POINT NATURO : ***« Boire solide »***

En naturopathie, on recommande de « boire solide ». C'est-à-dire de laisser les liquides être insalivés dans la bouche, notamment s'ils contiennent de l'amidon, car la digestion de ce type de sucre complexe se fait principalement dans la bouche grâce à l'amylase salivaire.

Si vous avalez en quelques gorgées un smoothie à la banane, votre salive n'aura pas le temps de travailler à découper l'amidon qu'il contient. C'est comme si vous avaliez une banane sans la mâcher... bizarre, non ? Et si vous pensiez prendre un léger encas et faire plaisir à votre corps, c'est loupé ! Il va avoir beaucoup de difficulté à digérer ensuite.
Alors, quand c'est liquide, on prend le temps de garder en bouche, de mâcher, de sentir la salive se mêler au smoothie et on laisse le temps à la langue d'envoyer les informations précises sur ledit smoothie au cerveau.

Si le liquide est froid, il est important qu'il passe un peu de temps en bouche pour se réchauffer avant d'arriver dans l'estomac. Une boisson fraîche bue d'une traite peut provoquer une chasse intestinale, et donc une diarrhée. Vous conviendrez qu'on s'en passerait bien, non ? De plus, en réchauffant le liquide ou l'aliment, la langue va pouvoir mieux capter les informations et les saveurs, notamment sucrées.
Avez-vous déjà essayé de boire une boisson de type soda réchauffée ou une crème glacée décongelée ? Faites l'expérience... C'est très mauvais car bien trop sucré ! Le froid anesthésiant les papilles, ces boissons et aliments doivent être sur-sucrés ! Dommage pour votre ligne et votre pancréas !

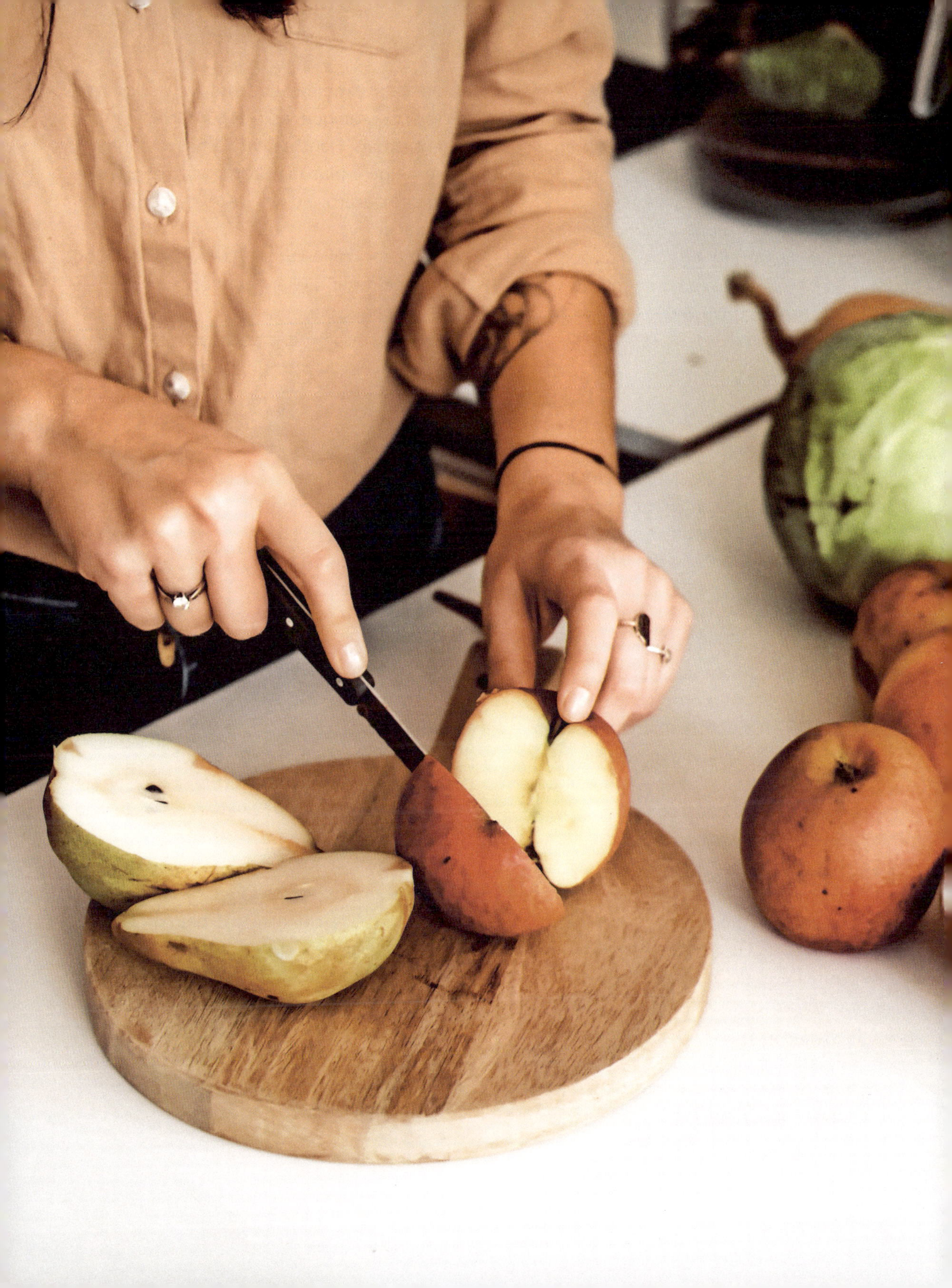

Le système immunitaire lance alors un système d'alerte pour attaquer des « agresseurs ». Nous sommes à la fois carencées, inflammées, acidifiées et fatiguées par la réponse immunitaire lancée à chaque repas...

③ Suis-je une usine à gaz ? (Ballonnements, microbiote, SIBO...)

• LA DYSBIOSE

Lorsqu'on ressent des tensions, c'est souvent dû à des ballonnements, c'est-à-dire de l'air qui fait pression à l'intérieur des « tuyaux ». Ils sont généralement causés pas une dysbiose : un déséquilibre de la flore intestinale ou microbiote.

Le microbiote, vous vous souvenez, c'est l'ensemble des populations de bactéries (bactéries, levures, virus, champignons) qui nous peuplent, plus nombreuses que les cellules de notre corps. Ces bactéries digèrent des tas de choses pour nous, nous rendant assimilables des nutriments qui n'étaient pas accessibles par notre seule digestion. Elles fabriquent aussi des vitamines, des acides gras et des neurotransmetteurs qui nous sont indispensables.

Le microbiote de nos intestins en dit long sur notre santé et sur nos habitudes de vie. Les personnes ayant une alimentation variée, majoritairement végétale, pauvre en sucres et en produits transformés, raffinés ou en viande rouge ont une flore intestinale riche et variée. Les autres ont généralement des problèmes de dysbiose. On peut aussi dire à l'analyse d'une cuvette si une personne a un trouble métabolique comme un diabète de type 2, si elle est en surpoids, si elle a le moral, etc.

Les symptômes d'une dysbiose :

▶ Transit perturbé.
▶ Diarrhées ou constipation.
▶ Douleurs et spasmes.
▶ Ballonnements (fermentation ou putréfaction).
▶ Mycoses.
▶ Malabsorption et carences.
▶ Barrière intestinale abîmée.
▶ Mauvaise haleine.
▶ Problèmes de peau.
▶ Problèmes métaboliques.
▶ Faiblesse hépatique.
▶ Fatigue.
▶ Irritabilité.
▶ Baisse de moral et parfois dépression.
▶ Anxiété.

À la lecture de cette liste non exhaustive, vous comprenez à quel point il est important de prendre soin de votre microbiote (voir partie 1, p. 24). Lors d'une expérience sur des souris de laboratoire, consistant à leur retirer tout microbiote, des scientifiques se sont rendu compte que leur comportement avait été modifié. Elles semblaient avoir moins de réflexes de survie et prenaient des risques inconsidérés. Ces bactéries influent sur notre santé, notre corps mais aussi nos pensées, émotions et même nos actions. Tout est lié !

POINT SUR LE SIBO

Avez-vous déjà entendu parler de SIBO ou *Small Intestine Bacterial Overgrowth* ? Il s'agit d'un syndrome très handicapant, résultant d'une forte dysbiose dont on a du mal à comprendre le processus. Ce syndrome est assez connu aux États-Unis mais encore très peu en Europe.
Cette dysbiose commence très souvent après un épisode de gastroentérite, une turista, un traitement antibiotique... Le dérèglement momentané permet à certaines bactéries pathogènes de prendre le dessus sur les autres, dans une zone bien particulière de l'intestin grêle (*small intestine*) qui ne contient normalement pas ce genre de bactéries (que l'on trouve en général plus bas, dans le côlon).

Les symptômes peuvent être très handicapants et douloureux : gaz en grande quantité, malabsorption et carences, douleurs très vives. Les personnes atteintes ne peuvent parfois plus sortir de chez elle et doivent organiser leur vie autour des toilettes.
Petit à petit, au niveau alimentaire, plus rien ne passe. Surtout pas les aliments réputés sains, fruits et légumes notamment. En fait, tout ce qui contient des fibres (des prébiotiques) nourrit les bactéries et amplifie les symptômes.
Si vous voulez en savoir plus, je vous conseille la lecture du livre de la patiente-experte Dora Moutot, *À fleur de pet*. Aujourd'hui, elle est obligée de suivre un régime controversé, mais qui lui permet de mener une vie presque normale : elle ne mange que des protéines animales et des jus de légumes (sans la fibre donc) pour ne pas nourrir les bactéries de ses intestins.

Dans le livre *Le Charme discret de l'intestin*, Giulia Enders raconte qu'elle a été marquée par l'haleine très particulière d'un camarade d'école quelques jours avant son suicide. Ce dernier était dépressif et l'intuition de futur médecin de l'auteure lui avait fait faire un lien entre l'état de ses intestins (et de son microbiote) et celui de son esprit (et de sa dépression).
On sait que la majeure partie de notre sérotonine (un neurotransmetteur de la détente et du bien-être) est fabriquée dans les intestins par nos bactéries, alors si nos bactéries vont mal, comment pourrait-on se sentir bien dans notre tête ?

Si vous ne mangez pas équilibré, que vous avez eu une infection intestinale ou un traitement antibiotique, il se pourrait que vous ayez ensuite une dysbiose. Certaines familles de bactéries prennent alors le dessus sur les autres et pullulent.

Si vous mangez trop sucré, il se peut que vous sur-nourrissiez une levure qui s'appelle le candida albicans. Celui-ci va alors se reproduire à vitesse grand V et prendre le dessus sur les autres. Vous aurez alors une **candidose**. Dans ce cas, vous pouvez avoir des mycoses vaginales, des ballonnements, un

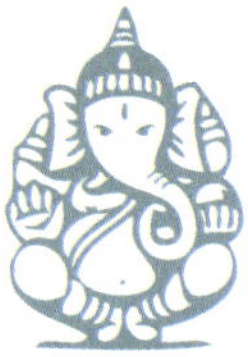

▶ ASTUCE NATURO :
Pour soulager les ballonnements, la posture de yoga Apanasana

En sanskrit, « apānā » signifie « s'alléger, se délester de ce qui ne sert pas ou de ce qui gène ». En anglais, son nom est parlant : « wind-relief posture », la posture d'évacuation des vents !

S'allonger sur le dos, fléchir les genoux et poser les pieds au sol juste derrière ses fesses.

Attraper ses genoux et les serrer contre sa poitrine. Cela va décoller le bas du dos du sol et l'arrondir un peu.

Rester dans cette position, comme un œuf, et se balancer doucement de gauche à droite.

Laisser les gaz s'échapper si besoin.

muguet (mycose au niveau de la bouche), de la fatigue, des difficultés de concentration, de raisonnement, un esprit brouillé, un manque d'entrain...

Si vous donnez tout à coup trop de nourriture à vos bactéries ou que la rapidité de votre transit n'est pas optimale, les bactéries vont trop se nourrir. Résultat : elles pullulent et créent des gaz.

Si elles se nourrissent de fibres végétales, vous aurez des gaz de fermentation (qui ne sentent pas trop mauvais = comme ceux des herbivores).

Si elles se nourrissent de protéines, vous aurez des gaz de putréfaction (qui sentent très mauvais).

Tous ces gaz sont très gênants, handicapants et douloureux, mais les gaz de putréfaction sont aussi plus dangereux car ils agressent les muqueuses et peuvent avoir à long terme un potentiel cancérigène à cause des métabolites agressifs produits. C'est une des raisons pour lesquelles un régime très carné est associé à un risque augmenté de développer un cancer du côlon.

Attention : sachez toutefois que nous produisons chaque jour une « petite » quantité de gaz, qui devront être évacués, et cela de façon tout à fait physiologique et naturelle, même quand nous mangeons de manière équilibrée ! En général, ils passent inaperçus et ne sont pas gênants au quotidien. On les évacue en marchant et en dormant pour la plupart (une dizaine sur 24 heures en moyenne).

• LA COLOPATHIE FONCTIONNELLE OU SYNDROME DE L'INTESTIN IRRITABLE

Pendant très longtemps, des patients sont allés de médecins en médecins pour essayer de trouver des solutions à des maux de ventre, fréquents ou permanents, mais en tout cas handicapants, sans que l'on trouve vraiment de cause clinique (par exemple, il n'y a pas de lésions visibles).

Souvent, ils s'entendaient dire « c'est dans votre tête » ou encore « c'est à cause du

POINT SUR LA GREFFE FÉCALE

Je vous vois déjà hausser les sourcils à la lecture du terme « greffe fécale ». Il s'agit d'une technique encore très expérimentale et assez controversée. Elle est réservée aux cas extrêmes n'ayant pas répondu positivement aux traitements habituels, lorsque la qualité de vie du patient est très dégradée (cela concerne des personnes qui ont parfois dû arrêter de travailler et ne peuvent plus ni sortir de chez elles ni s'éloigner des toilettes).

Les selles d'un individu sain sont prélevées et traitées pour ne récolter que le microbiote, qui est ensuite réinjecté dans le tube digestif de l'individu malade par sonde. En règle générale, les effets sont très rapides et impressionnants, permettant à des patients qui étaient pour la plupart cloués au lit depuis des mois de retrouver une qualité de vie.

Les recherches sur le microbiote étant encore toutes nouvelles, nous n'avons pas encore assez de recul pour connaître la portée exacte d'un changement de microbiote. Est-il éthique de greffer le microbiote d'un individu sur un autre ? Quel est l'impact du microbiote sur les pensées et actions d'une personne ? Existe-t-il des microbiotes de la réussite ou de l'échec ? Comment le microbiote d'un individu va-t-il réagir s'il reçoit une autre alimentation (celle du receveur) ? Bref, le sujet est vaste, et les médecins très prudents sur cette méthode radicale.

stress ». Et c'était désespérant car les patients ne savaient pas quoi faire pour améliorer les choses. Ils repartaient démoralisés vers leurs toilettes et leurs douleurs, persuadés qu'ils étaient fous, hypocondriaques ou bien qu'ils manquaient de volonté pour laisser ainsi leur psychisme agir sur leur physique.
Ils finissaient par développer une laxophobie (peur panique d'avoir la diarrhée en dehors de chez soi) et arrangeaient leur vie pour qu'elle tourne autour de leur papier toilette, ou bien éliminaient tous les aliments qui ne leur convenaient pas et finissaient par ne plus manger qu'un peu de riz ou de pâtes blanches surcuites. Pour terminer dénutris, carencés, avec souvent des problèmes s'aggravant à cause du développement d'une flore pathogène et d'une forte dysbiose. Triste perspective, non ?

Depuis quelques années, ce syndrome a enfin un nom ! Cela permet d'acter la réalité de ces symptômes et d'entendre la douleur de ceux qui étaient vus comme des malades imaginaires. Ils existent et sont reconnus.

Un syndrome n'est pas une maladie, mais un ensemble (plus ou moins protéiforme) de symptômes. Ce syndrome peut devenir un véritable fourre-tout dans lequel il est difficile de se repérer tant les signes sont nombreux et parfois contradictoires.

Mais au moins, un « diagnostic » est posé. (Je précise que ce terme appartient à la médecine conventionnelle et non à la naturopathie. Je l'emploie pour évoquer le parcours médical de ces personnes et parce qu'il représente déjà une petite victoire pour le « patient », terme lui aussi réservé à la médecine conventionnelle.)

Parmi les symptômes, on peut retrouver :
- Douleurs.
- Ballonnements.

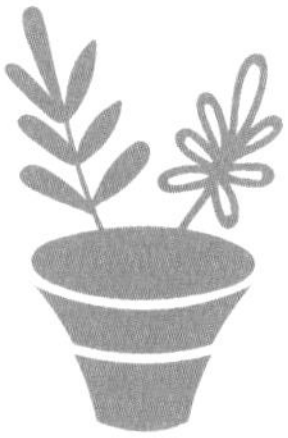

POINT SUR LES MICI : MALADIES INFLAMMATOIRES CHRONIQUES DE L'INTESTIN

Ce sont des maladies au tableau clinique très précis que les gastro-entérologues connaissent bien. Elles font partie de la famille des maladies auto-immunes car elles se déclenchent quand le corps s'attaque à lui-même en essayant de se protéger, souvent après un choc émotionnel ou un événement très stressant. Les signes de la maladie se repèrent grâce à des examens de type coloscopie (ou côlonoscopie) ou fibroscopie.

• **Maladie de Crohn :** dans cette maladie, plusieurs parties de l'intestin sont touchées par des ulcérations. C'est très douloureux et handicapant. Les intestins ne remplissent plus leur rôle, ne permettant pas une bonne absorption, et souvent des carences s'installent. Lorsqu'une trop grande partie d'intestin est touchée, il est souvent nécessaire d'opérer pour retirer les parties atteintes.

• **Rectocolite hémorragique :** dans cette maladie, seule la partie terminale de l'intestin est touchée. Le malade a de fortes douleurs et se rend rapidement compte qu'il a du sang dans les selles ou perd du sang de façon hémorragique par l'anus. C'est une maladie très invalidante. Elle aussi très douloureuse, ce qui pousse le malade à la réclusion.

Ces deux maladies sont traitées de la même manière que d'autres maladies auto-immunes, mais on sait aujourd'hui qu'un changement global d'hygiène de vie (alimentation, gestion du stress, repos, exercice physique...) a un fort impact sur la qualité de vie du patient.

Nous n'irons pas plus en détail dans ces maladies qui relèvent de la médecine d'urgence. Nous vous recommandons une réforme d'hygiène de vie avec l'aide d'un naturopathe en accompagnement de votre suivi allopathique. Vous pouvez également lire l'ouvrage passionnant de Jeanne Deumier, *Pour en finir avec Crohn*.

- Crampes.
- Diarrhée.
- Constipation.
- Alternance de diarrhée et constipation.
- Brûlures.
- Dysbiose.
- Flatulence.
- Malabsorption.
- Maldigestion.
- Douleurs.
- Lourdeurs.
- Renvois.
- Éructations.

Heureusement, le syndrome du côlon irritable n'est pas sans amélioration possible ! L'hygiène de vie est primordiale, et les conseils d'un naturopathe peuvent vous permettre de mieux vivre avec ce syndrome.

Il axera son travail sur :

- L'amélioration du microbiote et le renforcement de la muqueuse.
- Le repos digestif.
- L'alimentation anti-inflammatoire.
- L'éviction temporaire des aliments pro-inflammatoires et causes d'intolérances.
- Le travail sur la gestion du stress et des émotions (hypnose, EFT).
- L'utilisation de plantes amies du système digestif.
- La recherche sur la symbolique du syndrome (microkiné, psychologue, constellations familiales, transgénérationnel).
- Le travail sur le rapport au corps.
- Le travail énergétique (reiki, énergéticien...).

4 Le transit : du mouvement dans les intestins

• QUAND ÇA VA TROP VITE

Avoir un transit trop rapide est inconfortable, douloureux et peut être aussi très handicapant ! On parle alors de diarrhées. Il y en a deux sortes.

Les diarrhées infectieuses :
Elles sont physiologiques lorsqu'un agent pathogène doit être évacué rapidement. Les cellules déversent du liquide dans les intestins et il y a une accélération des spasmes et du mouvement des intestins pour que tout soit rincé, nettoyé et sorte au plus vite. D'où le caractère explosif, soudain et impérieux de la diarrhée.

Les diarrhées chroniques :
Dans ce cas, il n'y a pas d'agent infectieux à évacuer. Leurs causes sont diverses :

- Les intestins sont irrités, si bien que la nourriture qui y arrive est trop agressive pour la muqueuse : le corps préfère protéger la muqueuse et évacuer le tout rapidement.
- Le niveau de stress est trop élevé : le corps préfère donner toute son énergie pour combattre le danger. La digestion passe au second plan, et la survie au premier plan. Le corps vide donc les intestins !
- Un aliment est allergisant ou mal toléré : il entraîne une réponse du système immunitaire qui crée une inflammation et demande l'évacuation de l'agent allergène ou reconnu comme dangereux.
- Une MICI ou maladie inflammatoire chronique de l'intestin. Ces pathologies doivent absolument être suivies par un gastro-

POINT NATURO : ***Quel est le rythme normal du transit ?***

Pour savoir si votre transit est plutôt lent ou rapide, vous pouvez manger des aliments qui se retrouveront dans vos selles, comme des graines de lin (non moulues et non mâchées), de la betterave (qui va colorer les selles dans une couleur plus rouge).

Il faudra aussi prendre en compte le temps de la digestion, et pas seulement celui de l'élimination.

Si vous faites un repas de fruits frais, la digestion va se faire en 30 minutes environ, mais les fibres sortiront peut-être plusieurs heures ou jours après.

Si vous faites un repas plein de végétaux et de fibres, cela permettra certainement d'aider à l'élimination.

Si vous faites un repas gras et protéiné, le temps de digestion sera le plus long.

Dans tous les cas, les aliments tests doivent ressortir en 10 à 14 heures.

entérologue. L'apport de la médecine complémentaire pourra être très bénéfique.

▶ Une laxophobie ou la peur d'avoir la diarrhée dans un endroit public. Les personnes qui en sont atteintes ont tellement peur qu'elles se provoquent (inconsciemment) des diarrhées avant de sortir. Si bien que petit à petit, elles n'osent plus sortir.

Pour ne plus avoir de diarrhées, il va donc falloir en déterminer la cause. (Vous pouvez aussi avoir une combinaison de plusieurs causes.)

• QUAND ÇA VA TROP LENTEMENT

À l'inverse, on peut rencontrer des problèmes de constipation, qui encore une fois peuvent avoir de nombreuses causes, simples ou combinées.

▶ Transit trop lent (par constitution, par manque de vitalité).

▶ Manque d'hydratation (en amont, ou bien parce que trop d'eau est retirée des selles en formation en fin de parcours).

▶ Manque de fibres dans l'alimentation.

▶ Un mégadolichocôlon (ou mégacôlon).

▶ Fatigue.

▶ Alimentation trop riche et grasse, difficile à digérer.

▶ Manque de mouvement et « petite » respiration.

▶ Par difficulté de défécation.

Un gastroentérologue pourra demander une scintigraphie intestinale pour comprendre si votre constipation est due à un ralentissement de votre transit (constipation de transit) ou à une défécation difficile (constipation d'évacuation ou dyschésie).

Une position anticonstipation

La position physiologique pour aller à la selle c'est d'être accroupie comme lorsque nous sommes dans la nature ou dans des toilettes à la turque. Dans cette position, le coude que forme la dernière partie du côlon est plus droite. Les selles sortent beaucoup plus facilement, sans avoir besoin de pousser. De plus, en avançant notre tronc vers l'avant, cela nous permet d'augmenter la pression sur les viscères et de faciliter la sortie sans pousser sur le périnée.

Malheureusement, sur nos toilettes modernes, les fesses sont à la même hauteur ou même plus hautes que les genoux. Les selles doivent en plus parcourir ce coude terminal et notre tronc est trop en arrière pour aider l'avancée des selles. Nous devons alors pousser vers le bas, ce qui ne facilite pas le passage du coude et ce qui abîme le périnée. Cela peut aussi provoquer des descentes d'organes et des hémorroïdes.

Nous pouvons en quelques sorte adapter notre position sur le trône en surélevant nos pieds grâce à un marchepied, une pile de livres, un bloc de yoga... Il suffit ensuite d'écarter un peu les genoux, de se pencher en avant, et tada... Libre voie pour le caca !

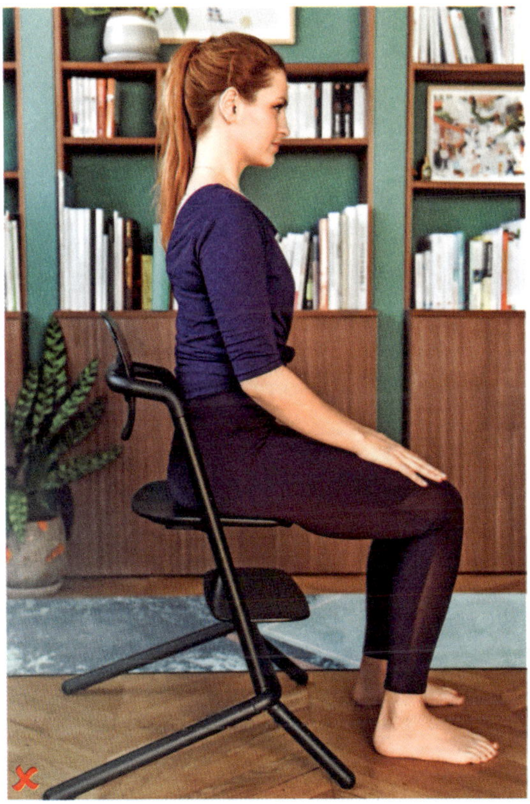

POSITION NON ADAPTÉE

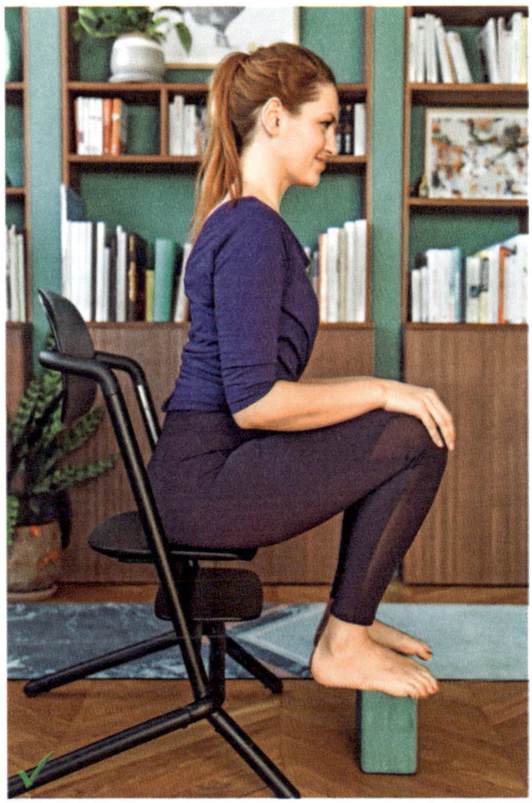

POSITION ADAPTÉE

L'hydratation, indispensable à une bonne digestion

L'apport en eau est primordial à la santé et en particulier à la santé digestive. En naturopathie, l'eau nous intéresse principalement pour les fonctions d'élimination et pour améliorer la qualité des fluides de l'organisme. On ne s'intéresse pas beaucoup à ce que l'eau peut apporter, notamment en termes de minéraux, car on estime que ces derniers ne sont pas très facilement assimilables et peuvent fatiguer les reins lors de leur sortie de l'organisme.

Il faut penser à beaucoup s'hydrater, car la digestion demande des quantités très importantes d'eau :

▶ Pour que les cellules de la paroi du tube digestif puissent fabriquer du mucus et des liquides de qualité (mucus protecteur de la paroi de l'estomac + acide chlorhydrique [acide] dans l'estomac).

▶ Pour que les organes de la digestion puissent produire des sucs digestifs de qualité (sucs pancréatiques, bile hépatique, salive...).

▶ Pour garder les selles suffisamment hydratées pour que le transit se fasse correctement. Si le corps est déshydraté, il va retirer trop d'eau des selles en formation dans la dernière partie du côlon, ce qui les rendra plus dures et difficiles à évacuer. Une constipation peut alors s'installer.

Mais alors comment et que boire ?

▶ De l'eau filtrée ou de l'eau en bouteille peu minéralisée. Il faut pour cela regarder le résidu à sec (indiqué sur la bouteille) qui doit être inférieur à 50mg/l. Pour faciliter les choses, je recommande de choisir une eau sur laquelle est marquée « convient à l'alimentation des nourrissons », car ce sont des eaux peu minéralisées (puisque les reins des bébés sont encore trop immatures pour pouvoir gérer la filtration de beaucoup de minéraux).

▶ Il faut boire en quantité suffisante pendant la journée, en dehors des repas, afin de ne pas diluer les sucs digestifs (et demander un surplus de travail au corps pour digérer). On pourra boire un verre d'eau 30 minutes avant le repas, un petit verre pendant le repas, et à nouveau plusieurs heures après le repas.

▶ Attention : si le repas est salé et/ou gras, le corps risque d'envoyer un signal de soif pendant le repas pour alléger tout ça, ce qui ne facilitera pas l'affaire.

▶ L'eau pure doit être le premier apport en hydratation, le deuxième peut être les crudités. Viennent ensuite les boissons hydratantes : infusions de plantes (en dehors de celles qui sont diurétiques). Les boissons moins hydratantes : les thés.

▶ Attention, certaines boissons ne sont pas hydratantes car elles vont demander beaucoup d'eau pour éliminer les excitants qu'elles contiennent, et elles vont pousser le corps à éliminer de l'eau à cause de leur caractéristiques diurétiques ou hypertensives : le café, l'alcool...

▶ Préférez une eau à température ambiante ou tiède. Évitez de boire froid car cela agresse le système digestif, et cela « éteint » le feu digestif (selon le terme provenant de la médecine traditionnelle chinoise et de l'ayurvéda). Le système digestif a besoin de chaleur pour bien fonctionner. Le foie tout particulièrement (c'est l'organe le plus chaud du corps). Une bouillotte peut l'aider en fin de repas à faire son travail plus efficacement.

▶ Les personnes mangeant beaucoup de végétaux crus auront beaucoup moins besoin de s'hydrater par ailleurs.

▶ Ne faites pas entièrement confiance à votre sensation de soif qui peut être émoussée si vous avez pris l'habitude d'être sous-hydratée ou si vous prenez de l'âge.

Voilà pour l'état des lieux de ce qui coince le plus souvent en matière de digestion. (Nous avons écarté les problèmes de polypes et diverticules, sur lesquels nous avons moins de prise en naturopathie.)
Maintenant, vous savez pourquoi ça ne va pas... il est temps de vous donner des clés et outils pour améliorer votre état, juste après des idées de recettes délicieuses !

Jus anti-inflammatoire

Ce jus est l'un de mes préférés pour ses bienfaits anti-inflammatoires. Pour cette recette, il vous faudra un extracteur de jus. Choisissez vos fruits et légumes bios pour conserver les peaux, hautement riches en nutriments.

Ingrédients pour 2 personnes

- 1 petite patate douce
- 2 petites carottes
- 1 citron
- 20 g de curcuma frais
- ½ ananas (450 g environ)
- 1 pincée de poivre

Rincer et frotter les fruits, légumes et racines.

Couper les aliments en petits morceaux pour qu'ils puissent entrer dans votre extracteur selon le modèle.

La peau de l'ananas est excellente. Même si cela peut paraître étonnant, ne pas l'éplucher ! Seule la peau du citron est à retirer (elle est comestible mais, en général, je préfère le goût sans la peau).

Passer les ingrédients dans l'extracteur au fur et à mesure et en variant les textures. Mettre le curcuma en milieu de parcours et non a la fin.

Une fois le jus terminé, ajouter une pincée de poivre dans la boisson, remuer et servir.

Conseil

Vous n'avez pas d'extracteur de jus ? Une astuce moins pratique, mais qui fonctionne : remplacez l'ananas par du jus d'ananas en bouteille, mettez le jus d'ananas dans un blender puis le reste des ingrédients coupé en petits morceaux et en diminuant les quantités selon la capacité de votre blender. Mixez le tout. Passez le mélange dans un sac à lait végétal. Et dégustez votre jus !

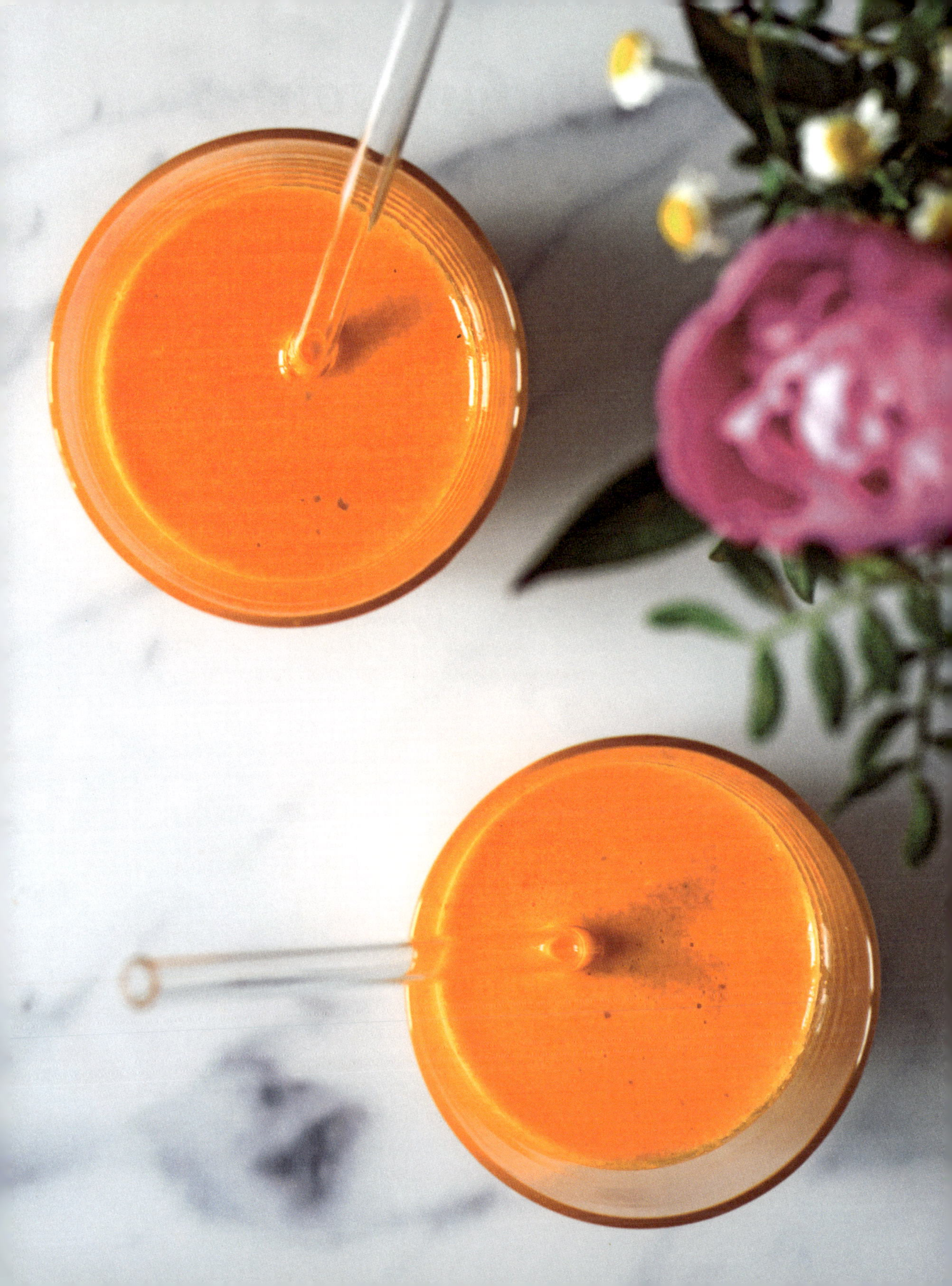

Dahl de lentilles ayurvédique

Lorsque votre ventre est douloureux, rien de mieux qu'un plat cuit et cocooning. La courgette et la carotte sont des légumes très digestes. Les épices sont très intéressantes pour la santé, le curcuma est un anti-inflammatoire puissant couplé au poivre. Le gingembre cuit est plus digeste que le gingembre cru, mais vous pouvez le retirer si vous le souhaitez. Personnellement, le gingembre et moi, c'est avec parcimonie et toujours cuit. Écoutez-vous.

Ingrédients pour 2 à 3 personnes

- 1 oignon moyen
- 3 gousses d'ail
- 200 g de lentilles corail
- 1 carotte
- 1 courgette
- 1 citron
- 600 ml d'eau
- 200 ml de lait de coco en conserve
- 1 c. à s. bombée d'huile de coco
- 1 c. à s. de curcuma en poudre
- 1 c. à s. de cumin en poudre
- 1 c. à s. de garam masala
- 3 cm de gingembre frais
- 1 c. à s. de graines de moutarde (optionnel)
- 1 c. à s. de graines de fenugrec (optionnel)
- Quelques branches de coriandre ou persil frais
- Sel, poivre

Rincer la carotte et la courgette et les couper en morceaux de tailles égales. Émincer l'oignon.

Dans une grande sauteuse (ou une casserole), faire fondre l'huile de coco puis faire revenir l'oignon émincé. Ajouter ensuite toutes les épices en poudre et les graines. Gratter le morceau de gingembre. Faire revenir les épices et les graines pour en faire ressortir les saveurs. Saler et poivrer.

Ajouter la carotte en morceaux, puis 200 ml d'eau. Laisser mijoter 5 minutes à feu moyen et à couvert.

Ajouter les morceaux de courgette, les 400 ml d'eau restant et les 200 ml de lait de coco. Cuire à feu doux pendant 20 minutes à couvert, en remuant régulièrement.

Servir dans deux bols et ajouter quelques branches de coriandre émincée sur le dessus ainsi qu'un peu de jus de citron.

Déguster bien chaud.

Conseil

Vous pouvez utiliser les épices aussi bien fraîches qu'en poudre, n'hésitez pas utiliser celles qui vous conviennent le mieux selon vos habitudes.

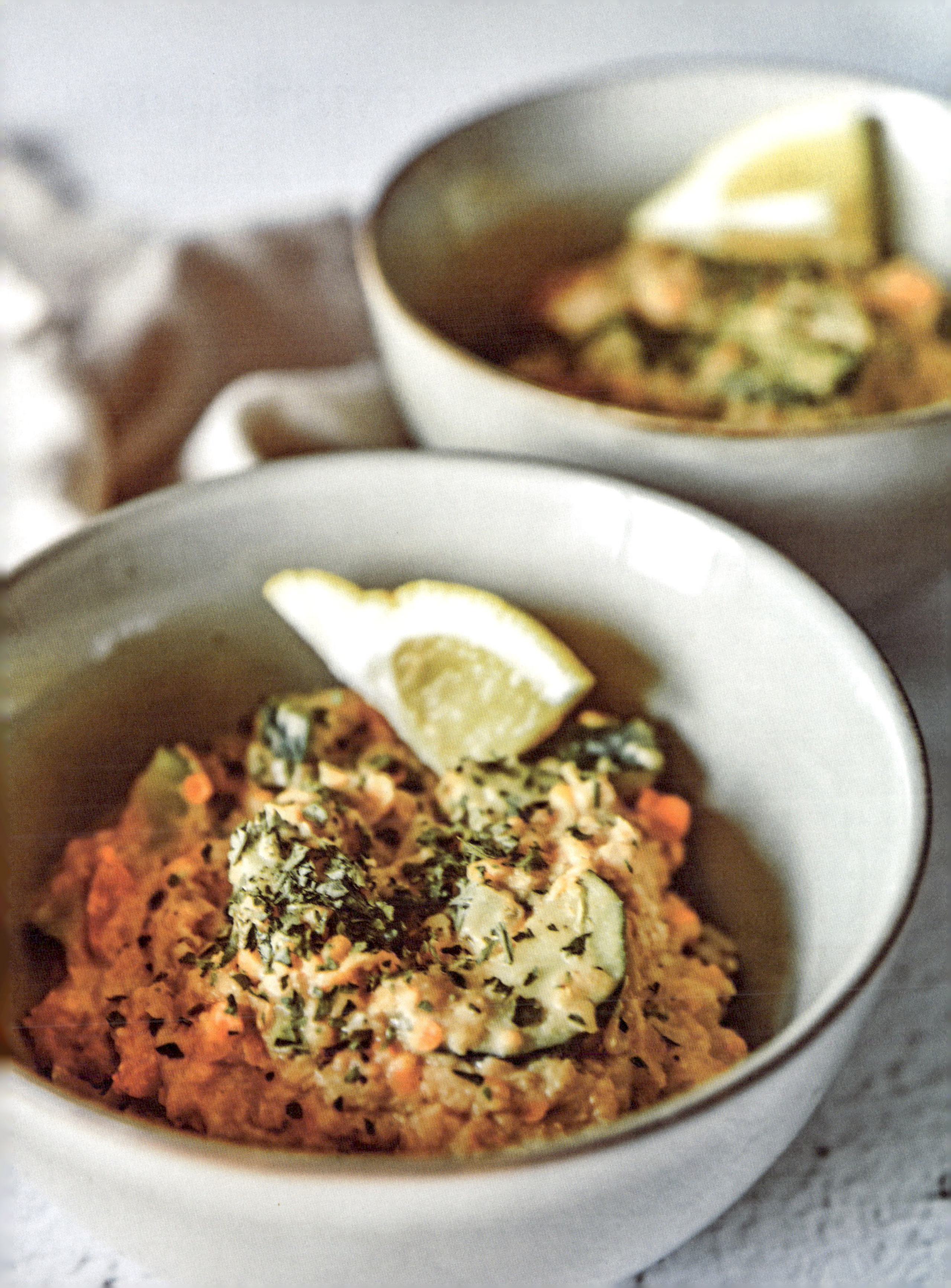

Bouillon d'os

Le bouillon d'os est un élixir de santé pour notre flore intestinale. Il est excellent pour les personnes qui sont sujettes aux troubles digestifs, aux dysbioses, à la perméabilité intestinale, aux ballonnements, bref, pour tout ce qui touche à la santé de nos intestins. Le bouillon d'os est riche en minéraux et en collagène, il va agir comme un pansement pour la flore intestinale. Il est également très bon pour la peau, les articulations et le système immunitaire.

Ingrédients

- 2 à 3 kg d'os de poulet bio
- 2 poignées de légumes (oignons, carottes, verts de poireaux)
- Quelques feuilles de laurier
- Un petit morceau de curcuma frais (optionnel)
- 3 c. à s. de vinaigre de cidre (aide à extraire les minéraux)

Mettre tous les ingrédients dans une casserole.

Ajouter de l'eau froide filtrée jusqu'à 5 cm au-dessus du niveau des ingrédients.

Laisser mijoter à feu très doux pendant 6 à 12 heures en écumant la mousse régulièrement. Ne jamais porter à ébullition forte pour que les minéraux restent assimilables.

Plus le temps de mijotage sera long, plus les minéraux se libéreront dans le bouillon.

Une fois terminé, filtrer le bouillon avec un tamis ou une passoire très fine.

Conservation

Dans un bocal en verre au réfrigérateur pendant 5 à 6 jours.
Dans des bacs à glaçons au congélateur.

Conseil

Utiliser ce bouillon en boisson bien-être à consommer tel quel ou en l'ajoutant dans une soupe, par exemple. Ne pas réchauffer au micro-ondes, ne pas faire bouillir.

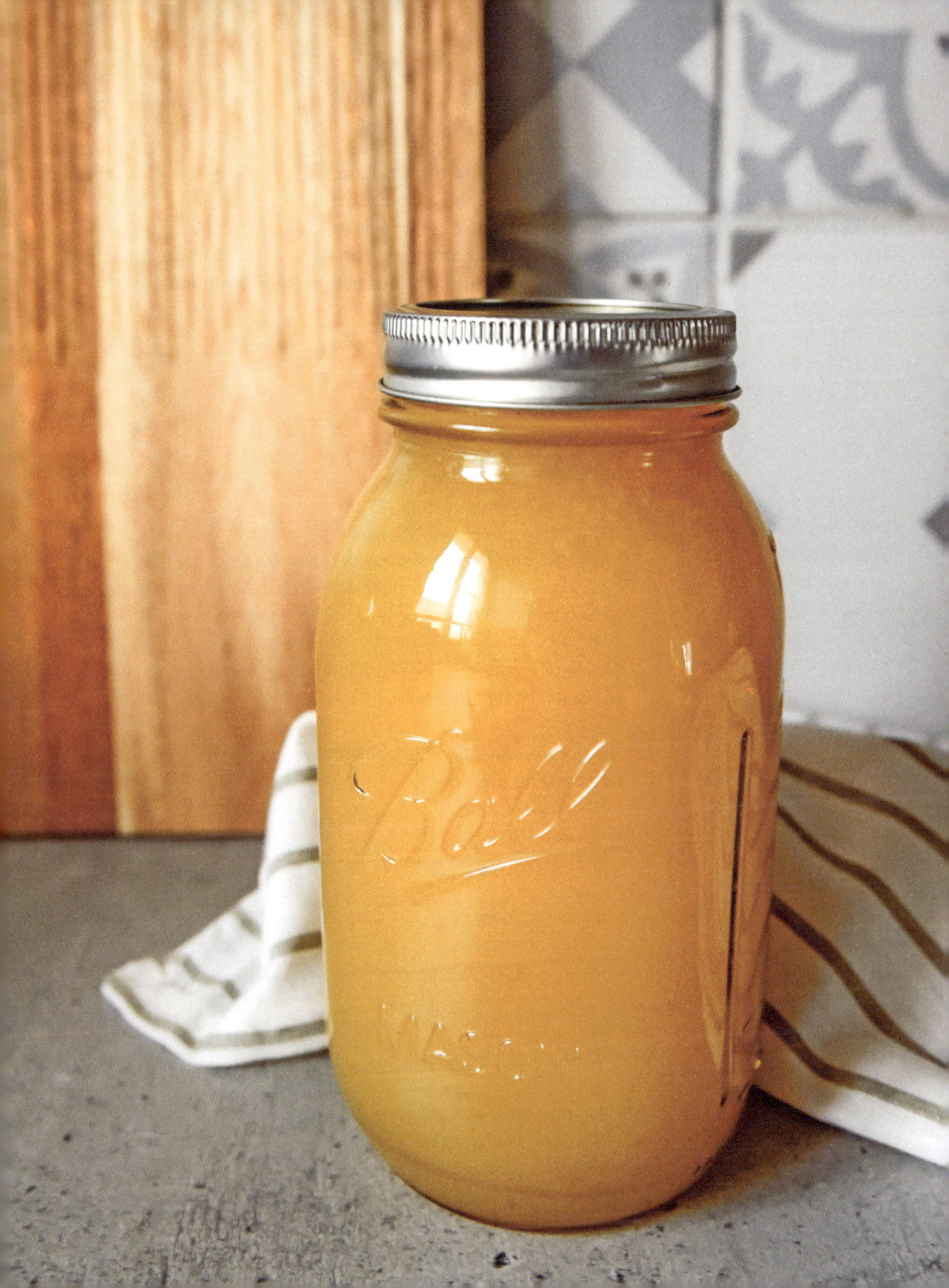
Ball

Patate douce vapeur, tomates à l'ail et avocat

Marine préconise des assiettes simples pour une meilleur digestion. Cette assiette en est le parfait exemple. Elle est facile à digérer lorsque vous avez des maux de ventre insistants. La patate douce est riche en amidon qui favorise l'absorption du fructose. Elle est donc pauvre en FODMAPs et ne créera pas d'inflammations. La tomate est plus digeste cuite. Si vous avez du mal à tolérer l'avocat, vous pouvez le retirer ou le remplacer par une autre source de bon gras comme la sardine, très facile à digérer.

Ingrédients pour 2 personnes

- 1 patate douce
- 600 g de tomates cerises
- 2 gousses d'ail (optionnel, selon la tolérance)
- 1 avocat
- 2 c. à c. de graines de pavot

Sauce

- 4 c. à s. d'huile d'olive
- 1 c. à s. de vinaigre de cidre
- 2 c. à s. de tahin
- Sel, poivre

Rincer vos légumes. Couper la patate douce en deux et la cuire à la vapeur avec la peau.

Selon la taille de votre patate douce, surveiller la cuisson en plantant un couteau au cœur de la chair.

Dans une poêle, faire revenir un peu d'huile d'olive et presser les deux gousses d'ail. Ajouter les tomates cerises. Les faire revenir dans l'ail puis baisser le feu et couvrir. Laisser cuire jusqu'à ce que les tomates ne soient plus dures mais souples. Saler et poivrer.

Couper un avocat en deux et parsemer quelques graines de pavot dessus. Préparer la sauce.

Dans deux assiettes, placer les demi-patates douces cuites à la vapeur. Verser un peu de sauce dessus, ajouter les tomates à l'ail et le demi-avocat.

Conseil

Assurez-vous d'avoir des sources de protéine lors de vos autres repas de la journée (céréales, légumineuses, oléagineux, graines, œufs...) car cette association est peu protéinée.

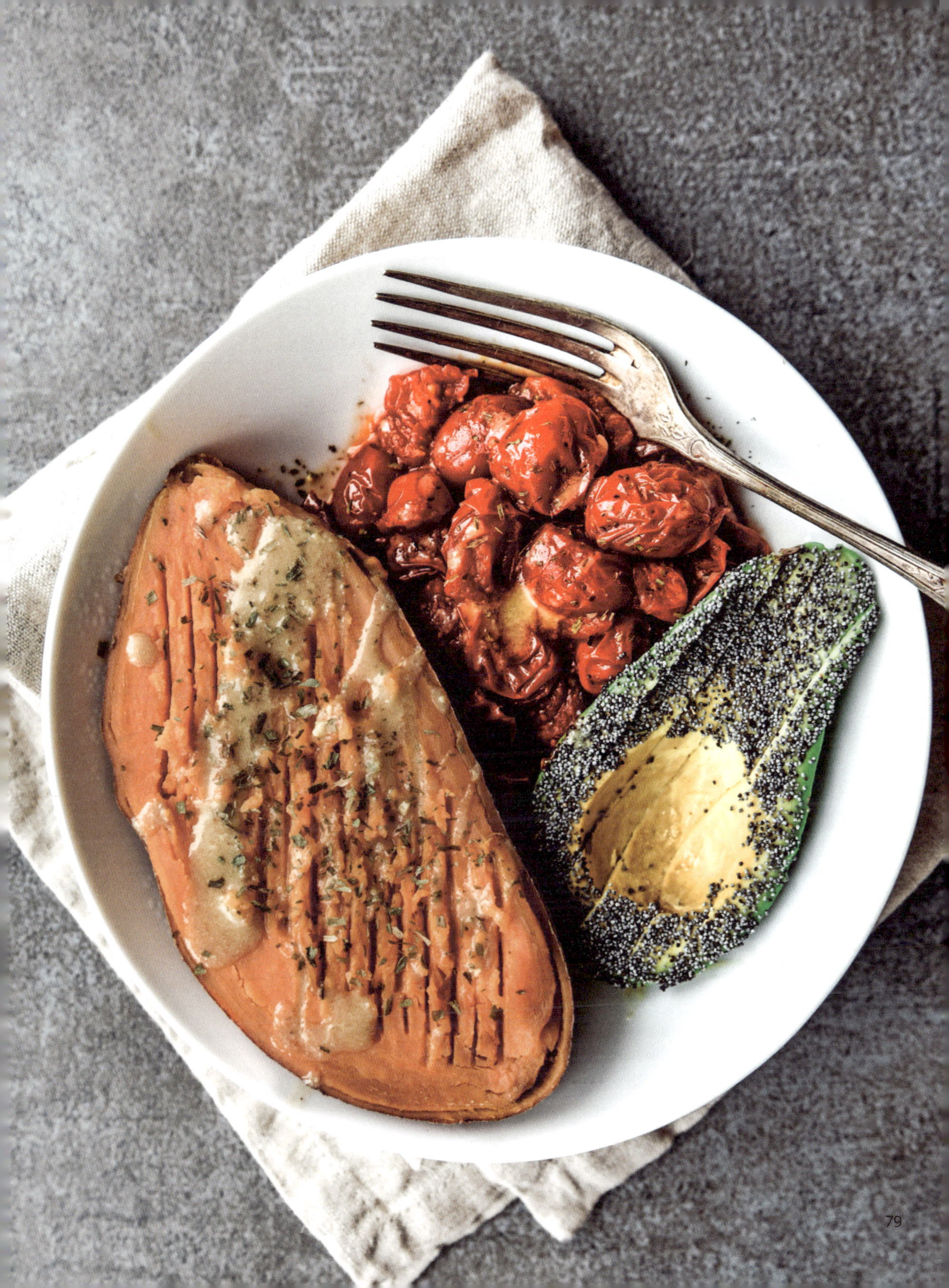

Smoothie hydratant

L'eau de coco et l'aloe vera sont des ingrédients très hydratants. L'aloe vera a des vertus très intéressantes pour les intestins (voir p. 99).

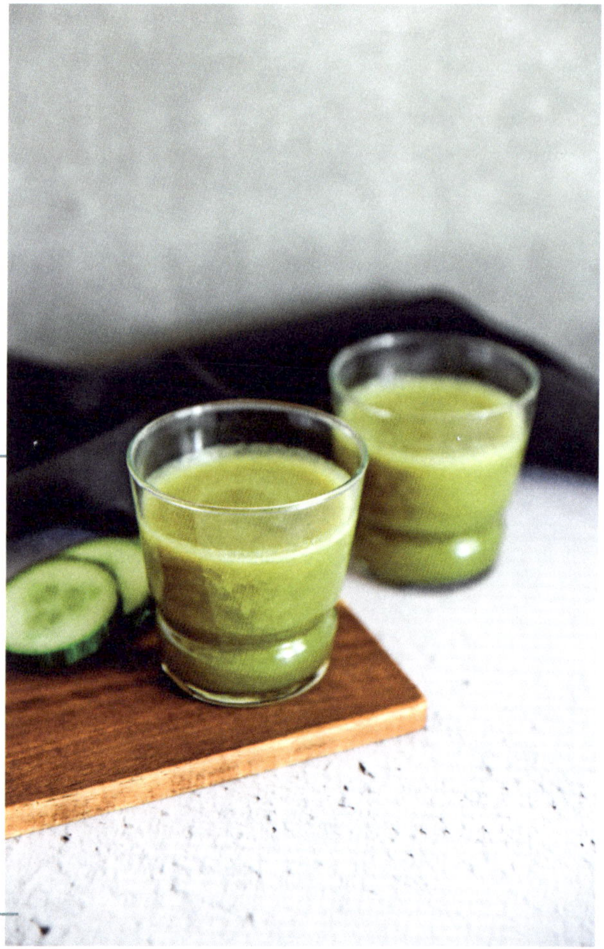

Ingrédients pour 2 personnes

- ¼ de concombre (160 g environ)
- 1 petite pomme
- 1 morceau de pulpe d'aloe vera de 2 cm sur 2 cm
- 1 verre d'eau de coco

Rincer le concombre et la pomme et les couper en morceaux en retirant les pépins de la pomme.
Extraire une partie de la pulpe d'une feuille d'aloe vera, en ne coupant pas trop proche de la partie verte.
Mettre tous les ingrédients dans un blender puis mixer le tout.
Verser dans deux verres de taille moyenne.

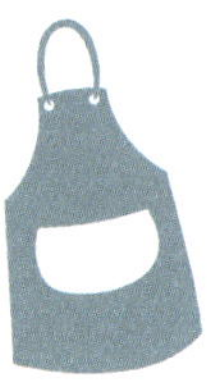

Conseil

Si vous le souhaitez, vous pouvez remplacer la pulpe d'aloe vera fraîche par du gel d'aloe vera à boire vendu en magasin bio. Vous pouvez également extraire toute la pulpe d'aloe vera de la feuille fraîche, la couper en plein de petits morceaux et les congeler à plat sur une plaque. Une fois congelés, conservez-les au congélateur dans un petit sachet. Ainsi, vous aurez toujours de la pulpe d'aloe vera à portée de main.

Eaux infusées

Les eaux infusées sont idéales pour boire plus d'eau au quotidien. Certaines personnes ne ressentent pas autant la soif que d'autres et ne pensent pas toujours à boire. Les eaux infusées ont un goût agréable qui favorise l'envie de boire.

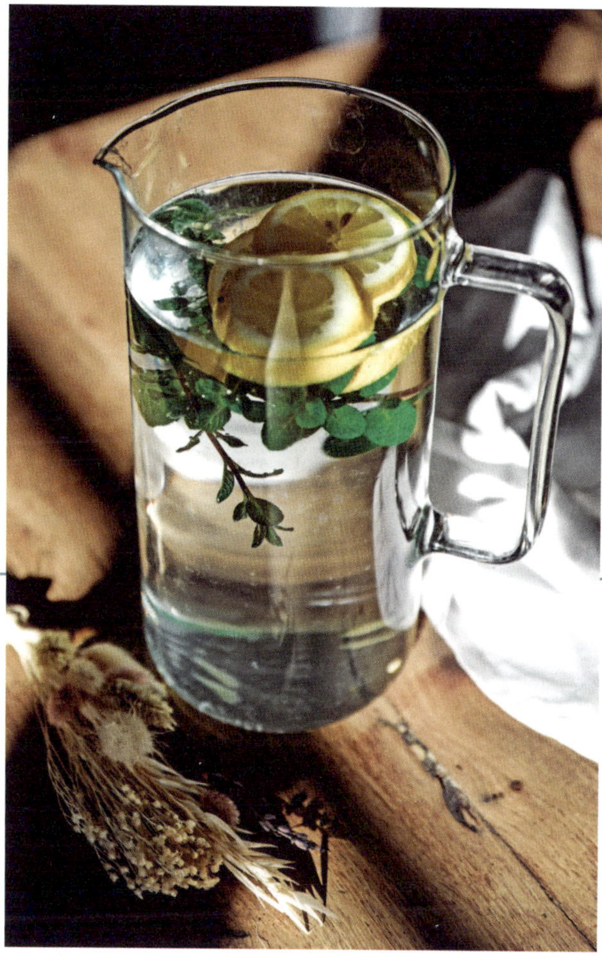

Variante 1

- 10 feuilles de menthe
- ½ citron
- Quelques myrtilles

Variante 2

- 10 feuilles de menthe
- Quelques rondelles de concombre
- 4 fraises coupées en 4

Variante 3 (hiver)

- Quelques rondelles d'orange ou de kumquat
- 1 bâton de cannelle
- 3 étoiles de badiane

Mettre tous les ingrédients dans une carafe avec de l'eau filtrée et laisser infuser 1 nuit au frais.

PARTIE 3

Pour être (vraiment) bien dans mon ventre

Pour mieux digérer, que changer ?

Nous allons à présent vous proposer différentes pistes pour résoudre les problèmes qui vous gâchent la vie. Certains conseils seront à appliquer en cuisine, plusieurs confortablement assise ou allongée chez vous, d'autres encore à réaliser sur un tapis de yoga ou même n'importe où, dès que vous en ressentirez le besoin.

N'essayez pas de tout changer d'un coup, ce serait vous mettre en position d'échec. Notre mission est de vous rendre les rênes et de vous donner confiance en votre corps et en vos capacités. Alors commencez par piocher les idées qui vous parlent, celles qui vous intriguent et qui vous plaisent. Notre cerveau est conçu de manière à écarter les sensations désagréables : si vous voulez qu'un changement devienne une habitude, il faut qu'il vous plaise.
Dans un deuxième temps, vous pourrez vous fixer de petits challenges, à condition de booster votre motivation, votre volonté, et d'apprendre à parler à votre cerveau pour qu'il se mette à vouloir ce qui est bon pour vous.

1 Avant de changer, on commence par observer

Dans un carnet, notez pendant une semaine complète, sans rien modifier à vos habitudes :

- Ce que vous mangez et à quelle heure, dans quel contexte (compagnie, environnement, temps, stress...).
- Votre niveau de faim.
- Votre niveau de satiété en sortant de table.
- Comment vous vous sentez (les signes physiques et émotionnels).

Restez attentif à vos sensations et notez tout ce qui vous paraît anormal (que ce soit habituel ou pas).
Notez aussi quand vous allez aux toilettes et vos observations quand vous faites du sport, de la méditation...
Au bout de cette semaine, essayez de comprendre ce qui pourrait potentiellement ne pas vous convenir : certains aliments ou types d'aliments, des plats préparés et industriels, certaines cuissons, des épices ou condiments, des matières grasses ou des protéines, des légumes et quels types de légumes, si vous mangez quand vous êtes stressée, ou quand vous n'avez pas le temps, ou trop tard le soir...
La deuxième semaine, essayez de changer un peu vos habitudes et de voir si cela vous aide.
Cette étape va vous permettre de rentrer un peu plus en contact avec vos sensations et votre corps. Cela va lui donner le signal que vous êtes prête à l'écouter.
Nous allons maintenant entrer dans le détail de tout ce que vous pouvez mettre en place pour améliorer votre digestion.

▶ ASTUCE NATURO : *Comment parler à son cerveau*

Notre cerveau est là pour nous aider à survivre. Il aura donc tendance à éviter le stress et les dépenses d'énergie qu'il ne considère pas nécessaires. Certaines formulations sont donc à proscrire.

Au lieu de dire : « Je veux perdre du poids. » (Le cerveau déteste le terme « perdre ».) « Je ne veux pas prendre de poids. » (Le cerveau n'entend pas la négation, il entend « prendre du poids ». En plus, le verbe « prendre » est un terme rassurant, pro-survie.)
Préférez dire : **« Je veux gagner en légèreté et en vitalité. »**
Au lieu de dire : « Il faut que je brûle des calories. »
Préférez dire : **« J'ai besoin de me défouler. »**

Associez en imagination :

- la séance de sport avec la sensation de bien-être que vous ressentirez ensuite et la douche chaude que vous vous accorderez.
- le plat sain que vous mangerez le midi avec la sensation de bien-être dans votre ventre après le repas.

Aidez votre cerveau à changer de mode en lui faisant croire que vous êtes déjà arrivée au but. Imaginez-vous en parfaite communication avec votre ventre. Il est souple et dégonflé, il vous permet de rentrer dans la jolie robe que vous rêvez de porter, il vous permet de bouger sans douleurs... Essayez de vous plonger en détail dans la scène : vos sensations corporelles, les couleurs, les odeurs, les sons, les personnes qui vous accompagnent... À force d'imaginer que vous y êtes déjà, votre cerveau fera tout pour retourner au point qui lui semblera normal, c'est-à-dire celui que vous aurez imaginé.

2 J'augmente ma vitalité pour mieux digérer

Le corps a besoin de beaucoup d'énergie pour digérer, assimiler et éliminer correctement. Mais nous sommes très souvent trop fatiguées pour mener à bien toutes ces tâches. Pour retrouver de la vitalité, il nous faut commencer par enlever le superflu.

• DES ASSIETTES « SIMPLES »

Il est important de manger varié, oui, mais parfois, à trop vouloir bien faire, on fatigue encore plus son ventre. Si vous décidez de faire un joli buddha bowl avec des tas de légumes cuits et crus, des céréales, des légumineuses, des graines, des super aliments, des algues, des assaisonnements, un œuf,

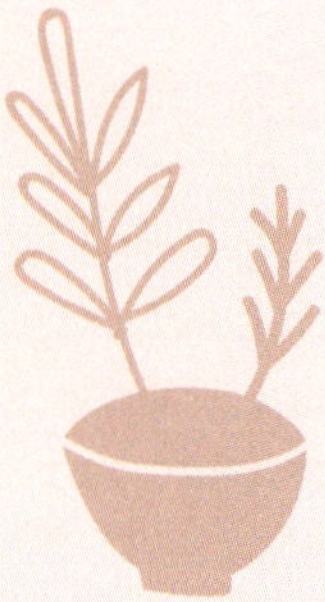

POINT NATURO :
Qu'est-ce que la vitalité ?

La vitalité, c'est l'énergie vitale, l'énergie de vie, le « prana » des Indiens, le « qi » des Chinois.

Un naturopathe commence toujours par évaluer la réserve de cette énergie, pour savoir si une personne en a suffisamment pour entrer dans une cure détox, ou s'il vaut mieux faire une cure de revitalisation avant.

de la feta… rappelez-vous que pour chaque aliment, des dizaines d'enzymes différentes devront être fabriquées. Ça fait beaucoup de remue-ménage pour un seul plat.

Pour retrouver de l'énergie, faites au plus simple, notamment le soir :

▶ Un tout petit peu de cru (qui peut être blanchi ou rapidement cuit au wok) pour faciliter la digestion. Si vous ne supportez pas le cru, un jus de légume fera très bien l'affaire, ou encore quelques amandes trempées.
▶ Une céréale cuite.
▶ Un légume cuit.
▶ Une bonne huile et un tout petit peu de sel.

Vous pourrez manger plus complet le midi (avec le même bowl + une légumineuse et une crudité par exemple).

• DES PAUSES DIGESTIVES

Il est aussi important de comprendre que le tube digestif ne fonctionne bien que s'il a aussi le temps de se reposer et de se réparer. Nous avons instauré la règle des trois repas quotidiens (et même, selon certaines recommandations, la règle des 4, 5 ou 6 repas quotidiens), mais qu'en était-il lorsque nous étions des chasseurs-cueilleurs ? Nous mangions régulièrement des petits fruits et des baies (qui prenaient 15 à 20 minutes seulement à être digérés). Et puis, une fois de temps en temps, nous faisions un repas plus complet et lourd à digérer et nous dormions ensuite pour concentrer toutes nos forces sur la digestion.

Aujourd'hui, on mange sans cesse et trop : petit déjeuner (même si on n'a pas faim), pause café, déjeuner, pause café, petit goûter, apéro, dîner, et parfois on grignote devant la télé avant d'aller se coucher. Alors que notre corps a autant besoin de gourmandise que de frugalité !

Voici une idée de plan d'action progressif pour laisser son ventre « respirer » :

1. Arrêtez de grignoter et limitez-vous à 3 ou 4 repas par jour (à moins que votre condition ne vous le permette pas).
2. Mangez seulement quand vous avez faim (c'est-à-dire quand votre corps vous le réclame).
3. Faites en sorte que le « petit dé-jeûner » et le « dé-jeûner » soient bien des sorties de jeûnes (jeûne = je n'ai pas mangé depuis au moins 6 heures). On essaie de terminer de dîner vers 20 heures pour recommencer à

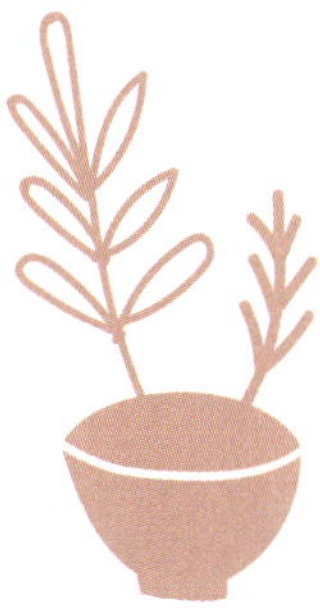

POINT NATURO : ***Manger « IG bas », ça veut dire quoi ?***
IG signifie « index glycémique ».

L'index glycémique (IG) d'un aliment, c'est sa capacité à faire augmenter la glycémie (le taux de sucre dans le sang) plus ou moins vite après avoir été ingéré. En choisissant des aliments qui ont un index glycémique bas, on sait que l'on apporte du glucose de manière moins brutale, plus progressive à son organisme, en évitant les hypoglycémies réactionnelles.

Mais ce calcul ne suffit parfois pas. Alors, les chercheurs ont créé deux autres valeurs :

La charge glycémique (CG), qui permet de faire le calcul de l'index glycémique sur une portion « courante » de cet aliment. Car le sucre n'a pas le même effet sur le corps si on en mange une grosse ou une petite portion.

L'index insulinémique (II), qui permet de calculer la dose d'insuline sécrétée selon l'aliment ingéré. En général, l'II recoupe l'IG mais pas toujours. Par exemple, un produit laitier sans sucres ajoutés à un IG modéré mais un II très élevé. Apparemment peu sucré, il fatigue tout de même beaucoup le pancréas.

manger le matin à 7 heures (si l'on a faim).
4. Ensuite, si besoin, vous pouvez introduire des jeûnes intermittents. Cela consiste à manger sur 8 heures et à jeûner les 16 heures suivantes : en gros, on saute un repas.
5. C'est tout à fait possible de sauter le petit déjeuner si c'est le repas où vous avez généralement le moins faim et le moins de plaisir à manger, notamment en semaine faute de temps pour l'apprécier. On nous rabâche les oreilles avec l'idée que le petit déjeuner est le repas le plus important de la journée mais c'était surtout vrai à une époque où les gens travaillaient la terre de l'aube jusqu'à midi, dépensant ainsi beaucoup d'énergie, et où les dîners étaient très frugaux.

On peut y aller progressivement pour habituer son organisme, bien sûr.

Les monodiètes

Pour limiter l'effort digestif, on peut faire une monodiète de temps en temps. Il s'agit de manger un seul aliment sur un repas ou plus. Du riz, de la compote de pommes sans sucres ajoutés, de la patate douce figurent parmi les aliments le plus souvent choisis. Plus on en mangera, plus on ira du côté de la monodiète et plus on profitera des bienfaits de l'aliment choisi. Moins on en mangera, plus on se rapprochera des bienfaits du jeûne.
La plus connue des monodiètes est celle de la cure de raisin, qui dure généralement

entre 3 et 5 jours. Attention car cette cure ne convient pas à tous, et surtout pas aux diabétiques. Prenez conseil auprès de votre naturopathe.

Le jeûne

Pour aller au bout de la démarche de mise au repos du système digestif, on pourra aller jusqu'à jeûner.

Différents types de jeûnes existent :

▶ **Le jeûne « bien-être »** peut se faire dans un centre de jeûne et de randonnée par exemple. Il s'agit en règle générale d'un jeûne à l'eau, au bouillon de légumes ou au jus de légumes en très petite quantité. On jeûne et on marche plusieurs heures par jour. Paradoxalement, l'exercice physique permet un jeûne plus doux car le corps met en suspens son nettoyage pendant l'exercice physique.

▶ **Le jeûne thérapeutique** se fait en clinique avec un accompagnement médical (la clinique Buchinger en Allemagne est experte dans ce domaine). Si le sujet vous intéresse, je vous conseille de regarder le documentaire Arte *Le Jeûne, une nouvelle thérapie*.

▶ **Le jeûne hygiéniste strict** lors duquel on laisse le corps complètement au repos. Les effets du jeûne sont encore plus profonds sur le corps et les crises curatives aussi plus ardues.

▶ Tous ces jeûnes sont le plus souvent des jeûnes hydriques (avec un apport d'eau), mais il existe aussi **le jeûne sec**, qui se réalise lorsque le corps est déjà très entraîné au jeûne hydrique. Comme son nom l'indique, on ne boira pas d'eau pendant une journée ou plusieurs jours. Ce jeûne se fait sous haute surveillance. Il permet un nettoyage encore plus profond, en allant puiser dans l'eau et les déchets du liquide intracellulaire.

• PAUSES DIGESTIVES ET HYPOGLYCÉMIE

« Mais si je saute un repas, je vais tomber dans les pommes ! », me direz-vous.
En réalité, nous sommes faites pour résister à des jeûnes assez prolongés (c'est comme ça que l'on a survécu), et pas pour manger tout le temps très régulièrement. Cependant, notre mode de vie moderne nous met à disposition de la nourriture en permanence (merci le grignotage). Résultat : on mange trop, et trop souvent. À force, nous sur-sollicitons la synthèse d'insuline par le pancréas.

Pour comprendre cette sur-sollicitation, revenons en arrière : lorsque nous mangeons, les aliments sont digérés et le sucre (glucose) entre dans la circulation sanguine. D'une part, il n'est pas bon pour nos vaisseaux d'être en contact avec trop de sucre ; d'autre part, ce dernier est utile à condition qu'il entre dans les cellules.
Comme la nature est bien faite, des capteurs détectent lorsque le niveau de sucre dans le sang (la glycémie) est trop élevé : c'est l'hyperglycémie. Ils envoient un message au pancréas pour qu'il synthétise de l'insuline et l'envoie dans le sang.

L'insuline arrive alors devant les cellules et, comme une clé dans une serrure, ouvre la porte pour que le sucre y entre. Lorsque le niveau de sucre dans le sang est à nouveau correct, les capteurs envoient le signal au

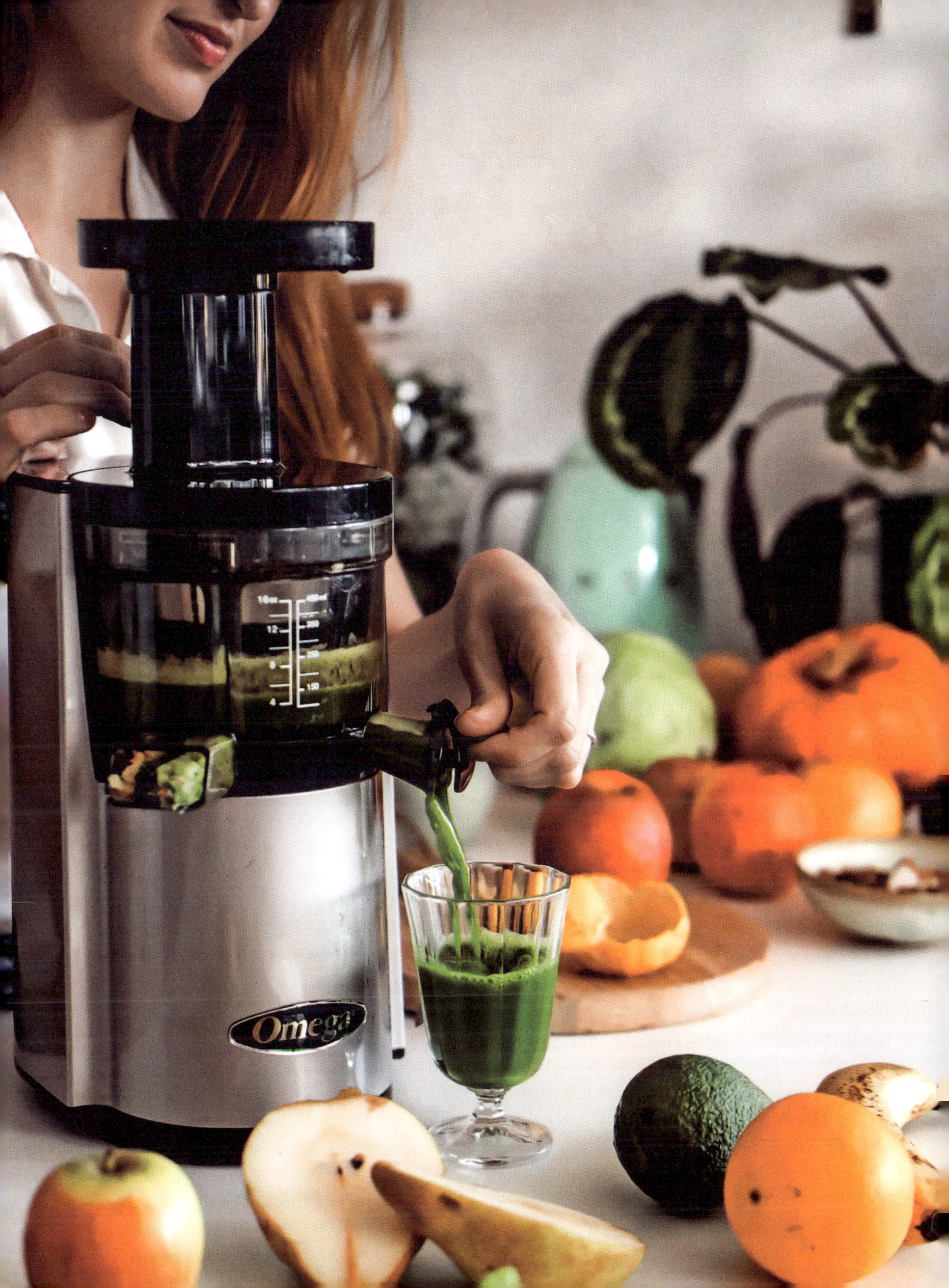
Omega

pancréas d'arrêter d'envoyer de l'insuline.
Mais, entre l'instant où le message part, et celui où le pancréas le reçoit et arrête d'envoyer de l'insuline, il se passe un petit moment où l'insuline arrive encore. Trop de sucre quitte le sang pour la cellule et on se retrouve en hypoglycémie réactionnelle.
Les capteurs informent alors le cerveau, qui nous envoie un message de faim. On mange à nouveau, le sucre arrive dans le sang et les capteurs demandent de l'insuline au pancréas encore une fois. Le cycle infernal recommence.

Voilà pourquoi, quand je mange du sucre facilement digéré et assimilé (des sucres rapides ou à index glycémique élevé comme des produits industriels, du fast-food, des bonbons...), j'ai faim à peine quelques heures après. À force, le pancréas ne sait plus sécréter que de l'insuline. Il n'entraîne jamais la sécrétion du glucagon, l'autre hormone normalement sécrétée par le pancréas.

Le glucagon sert à rouvrir la cellule, mais cette fois de l'intérieur pour que le sucre retourne dans le sang lorsqu'il y a une hypoglycémie. Ainsi, le corps peut utiliser ses propres réserves pour gérer son équilibre, et il n'a pas besoin de demander au cerveau d'activer la faim pour que nous mangions à nouveau.

Nous ne sollicitons que le pendant « insuline » et jamais le pendant « glucagon » du pancréas. À force, le pancréas s'épuise (les cellules du pancréas qui sécrètent l'insuline s'abîment et ne fabriquent plus une insuline fonctionnelle) ou encore les cellules deviennent insensibles à l'insuline (on entre alors dans un diabète). C'est aussi pourquoi on peut vite ressentir des symptômes d'hypoglycémie dès qu'on a un peu faim : faiblesse, vertiges, nausées, sueurs, fatigue, maux de tête, irritabilité...

Il faut alors réentraîner son organisme à sécréter du glucagon. Le meilleur moyen pour cela, c'est d'arrêter de grignoter, de manger à index glycémique bas, d'avoir une activité physique régulière et, petit à petit, de faire des pauses alimentaires de plus en plus longues. Bien sûr, il faut y aller doucement et avoir à portée de main un encas à IG bas si vous vous sentiez vraiment trop faible, au moins au début.

Au bout d'un moment, vous allez voir que vous pouvez fonctionner sans manger tout le temps et que vous n'aurez plus peur de « sauter un repas » si vous n'avez pas faim. Vous pourrez même partir de chez vous le ventre vide ou sans biscuits dans le sac. Vous pourrez faire confiance à votre corps et vous en retirerez davantage de santé et d'énergie.

Sachez donc qu'il n'est pas tout à fait normal de ressentir des hypoglycémies si vous avez mangé quelques heures plus tôt. L'hypoglycémie ne doit se ressentir qu'au bout de plusieurs jours de jeûne, à moins que vous soyez déjà très maigre (et donc sans aucune réserve graisseuse), que vous ayez fourni un énorme effort musculaire ou intellectuel, que vous soyez enceinte ou que vous ayez une maladie métabolique.

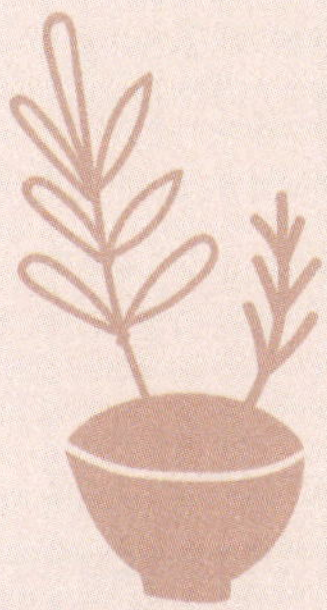

POINT NATURO : ***Pourquoi les jus de fruits sont-ils proscrits ?***
La nature nous donne des fruits frais, pleins de fibres. Ces dernières vont permettre de ralentir l'absorption du sucre lors d'une digestion un peu plus lente. La glycémie va augmenter progressivement et le pancréas sera moins brutalement sollicité.
Lorsque nous retirons les fibres du fruit pour réaliser un jus, le sucre des fruits est absorbé très brutalement. Boire un jus d'orange revient parfois, en termes de glycémie et de dose de sucre, à boire un soda. Dommage quand vous pensez avoir choisi une boisson santé. Bien sûr, en termes de vitamines et d'antioxydants, il n'y a pas photo entre le jus d'orange et le soda, mais pour le pancréas et vos réserves de gras, c'est la cata.
Alors, si vous voulez boire un jus, choisissez-le avec au moins 80% de légumes. Et si vous voulez du fruit, choisissez un smoothie, qui conserve les fibres, et n'oubliez pas de le « mâcher ». Voir « boire solide » p. 60.

• MANGER DU CRU

Manger du cru est tout à fait physiologique et apporte beaucoup d'énergie au corps. À la fin de la remise en forme des intestins, le but est de pouvoir nettement augmenter la part de cru dans votre alimentation de tous les jours, voire de manger un repas entier d'aliments crus, car c'est le cru qui apporte le plus de nutriments. Certains restaurants proposent même des repas chauffés en dessous de 42 degrés (pour conserver absolument tous les nutriments du cru), grâce à des techniques de fermentation, de déshydratation...

Je ne prône pas le crudivorisme complet car c'est un régime qui ne convient pas à tous, et surtout pas sous nos latitudes avec des saisons froides, mais il est important de rappeler que le cru est un élément essentiel de notre santé.

Pour gagner en vitalité, ajoutez donc du cru à vos repas, surtout avant le plat principal, car le cru vous apporte de l'eau vitale (vitalogène) et des enzymes digestives (vous en aurez donc moins à fabriquer vous-même et vous économiserez de l'énergie). Si vous ne supportez pas le cru, vous pouvez boire un jus de légumes, par exemple, avec un maximum de légumes et un minimum de fruits pour ne pas boire une boisson à IG élevée.

Pour commencer à manger du cru sans irriter vos intestins (si vous n'avez pas l'habitude d'en manger), vous pouvez ajouter à vos plats, en petite quantité, certaines crudités dont les fibres sont plus tendres : mâche, pourpier, graines germées, jeunes pousses, cœur de laitue, pousses d'épinard... Remettez les carottes râpées à plus tard, quand vous vous serez habituée.

▶ ASTUCE NATURO :

La levure de bière

La levure de bière est ainsi appelée car le champignon « saccharomyces boulardii » qu'elle contient sert aussi à faire fermenter le houblon pour obtenir de la bière, mais elle ne contient pas d'alcool.

Cette levure a longtemps été prescrite sous le nom d'ultra-levure pour traiter certaines dysbioses, notamment accompagnées de diarrhées et causées par une turista ou par un traitement antibiotique. Elle est aussi riche en vitamines et nutriments, elle stimule la pousse des cheveux et des ongles et permet la réalisation de faux fromages végans.

Je ne la recommande cependant pas à toutes et tous. Elle est déconseillée en cas de dysbiose avec prolifération d'une levure appelée « candida albicans » car elle peut faire empirer mycoses et muguet.

3 Je rends tout plus digeste pour m'économiser

Quelques astuces simples permettent de rendre tout plus digeste, c'est-à-dire moins difficile à digérer. Un aliment rendu digeste est un aliment qui le plus souvent va être prédigéré, ou dont la fibre va être attendrie. Encore une fois, vous récupérez de l'énergie car vous sautez certaines étapes de digestion, déjà réalisées en amont.

• LA FERMENTATION

La fermentation est un procédé qui utilise des bactéries pour prédigérer certains sucres et fibres. Cela permet de rendre plus digeste mais aussi de réensemencer nos intestins de bactéries bénéfiques.

Parmi les aliments fermentés, il y a ceux issus de la fermentation lactique (sans aucun rapport avec le lait, mais en rapport avec les bactéries lactiques) :

- le pain au levain
- les pickles
- les légumes lactofermentés
- la choucroute
- les olives
- le kimchi
- les yaourts (au lait végétal, c'est encore plus digeste)

Il y a aussi les aliments issus de la fermentation acétique (les vinaigres) et ceux de la fermentation alcoolique (pain à la levure chimique, bières, vins... mais ces derniers sont bien moins intéressants, et même parfois néfastes pour notre bien-être digestif).

• LA GERMINATION

Lorsqu'une graine, une noix, une légumineuse se réveille et germe, elle va utiliser les sucres et les fibres de son enveloppe pour libérer l'énergie qui va lui permettre de pous-

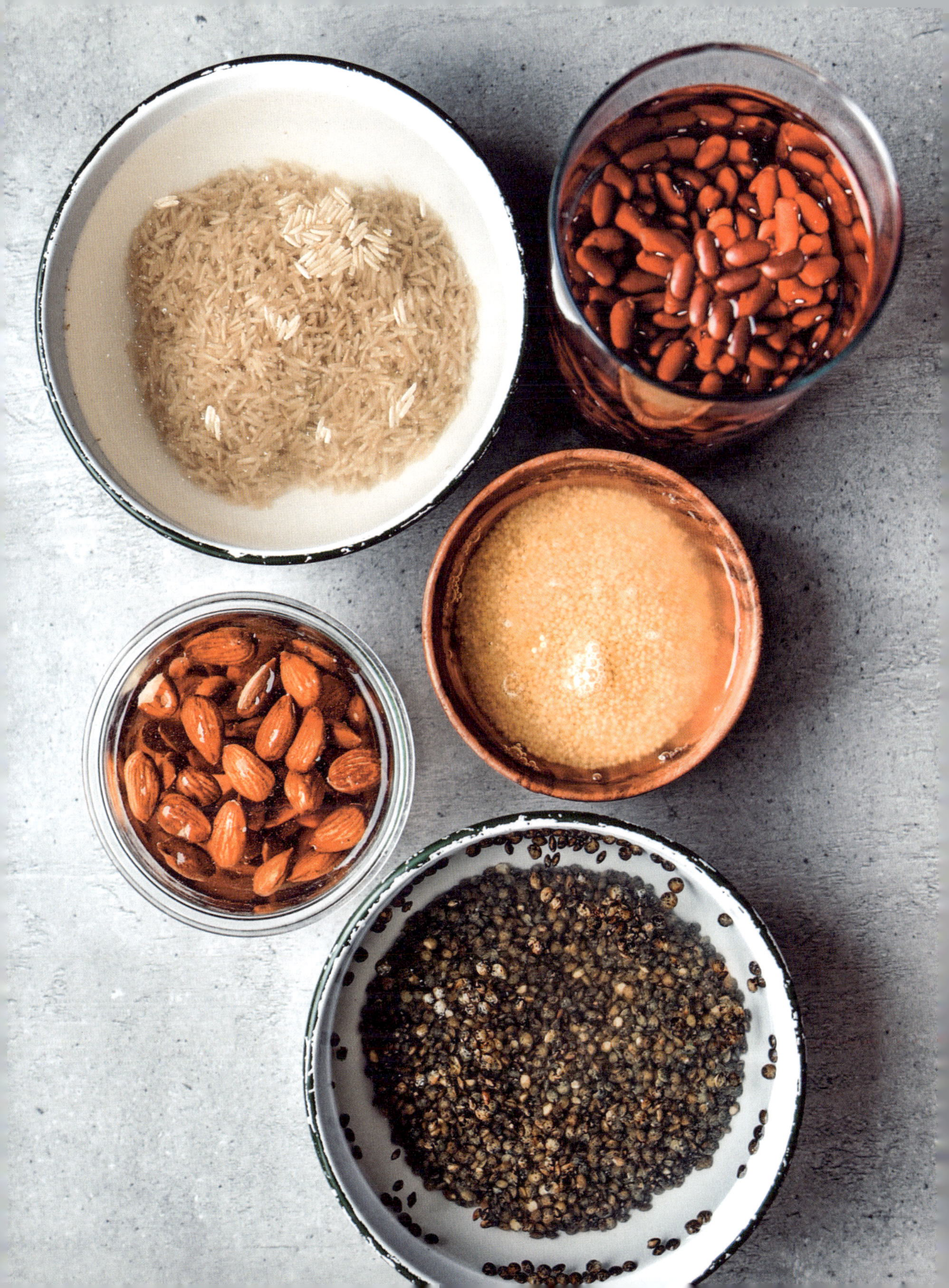

POINT NATURO : ***Le trempage***

Tremper certaines graines, noix, céréales et légumineuses est en fait une technique de prégermination.

Lorsque l'aliment sec est plongé pendant quelque temps dans l'eau, il se réveille et commence à s'autodigérer pour pousser.

Il va notamment détruire les phytates présents dans l'enveloppe des céréales et noix. Ces phytates sont ce qu'on appelle des anti-nutriments, qui ont tendance à emprisonner les nutriments et à nous les rendre indisponibles.

Ainsi, une amande trempée (comme au restaurant libanais) est non seulement plus digeste, mais aussi plus minéralisante.

ser. En faisant ça, elle va commencer à s'autodigérer. Si on la mange au moment où elle produit un germe ou une petite pousse, on aura moins de digestion à mener, mais aussi accès à des nutriments et à l'énergie de la plante en puissance.

C'est pourquoi il est intéressant de faire prégermer les pois chiches par exemple, ou encore des graines à germer (alfalfa, radis, fenugrec...) qui agrémenteront parfaitement vos plats et salades pour plus de santé et de goût.

Pour commencer, vous pouvez acheter des mélanges de graines germées toutes faites. Ajoutez-les en petite quantité sur vos salades ou sur vos soupes (après cuisson, pour ne pas les cuire). Vous pourrez ensuite les faire germer vous-même très simplement à l'aide d'un germoir.

• LA CUISSON

On peut rendre plus digestes certains légumes en les blanchissant dans une eau bouillante salée, par exemple, puis on peut terminer la cuisson au wok pour garder le croquant. Les cuissons en général attendrissent les fibres, ce qui donne moins de travail à nos intestins.

▶ ASTUCE NATURO

pour rendre les légumineuses plus digestes (et avoir moins de gaz)

- Les faire tremper longtemps (au moins une nuit).
- Ajouter de l'algue kombu (que l'on trouve facilement sous forme séchée en magasin bio) à l'eau de cuisson.
- Ajouter du bicarbonate de soude à l'eau de cuisson.

4 Intolérances : quels aliments ne conviennent pas à mes intestins ?

Les intolérances sont souvent confondues avec des allergies.

Les allergies déchaînent la machine immunitaire et entraînent la libération de certains types d'anticorps, les IgE. Les symptômes sont souvent immédiats ou rapides : éternuement, pleurs, urticaire, prurit, vomissement, œdème de Quincke... et choc anaphylactique dans le pire des cas.

Pour les intolérances, parfois appelées « allergies retardées », le problème est souvent moins spectaculaire mais plus pernicieux. Les symptômes peuvent arriver avec un décalage, parfois quelques jours après l'ingestion de l'aliment incriminé. Il y a aussi une réponse du système immunitaire mais beaucoup plus diffuse. Les tests qui permettent de repérer les intolérances recherchent les IgG, mais sont controversés. On peut cependant les utiliser quand on n'arrive pas à comprendre ce qui peut déclencher certains symptômes d'inflammation chronique.

Nous n'aborderons pas les problèmes des allergies IgE médiées car elles relèvent de la médecine d'urgence. Sachez cependant qu'une modification de l'hygiène de vie avec une attention portée sur le microbiote, la barrière intestinale, l'inflammation, ainsi qu'un décodage biologique, peut être complémentaire et très utile.

Nous ne parlerons pas non plus de la maladie cœliaque, ou allergie au gluten, pour les mêmes raisons.

Nous parlerons ici plutôt des intolérances (à IgG), des hypersensibilités et des difficultés digestives. Nous allons évoquer les aliments les plus largement problématiques, mais restez attentive à ce qui vous convient ou pas.

Les aliments qui le plus souvent peuvent poser problème :

- Le gluten, une protéine contenue dans le blé et dans d'autres céréales : blé, seigle, orge, avoine (sauf s'il est mentionné qu'il s'agit d'une avoine sans gluten), triticale, épeautre, kamut.
- Les produits laitiers (surtout de vache).
- Les FODMAPs, une catégorie de sucres et fibres contenus bien souvent dans les aliments riches en fibres et a priori sains, comme nombre de légumes et fruits.
- Le cru : si mes intestins sont sensibles, à vif ou inflammés, ils risquent de ne pas apprécier les carottes râpées et autres crudités.
- Les mauvaises associations.
- Les aliments transformés et leurs additifs.

Nous ne traiterons pas le gluten car nous en avons déjà parlé plus haut dans ce livre. Pour faire le point sur cette protéine, rendez-vous p. 23.

• LES PRODUITS LAITIERS

Grande, épineuse et sentimentale question que celle des produits laitiers !
Le lait est l'aliment de base de tous les bébés mammifères, et c'est grâce au lait de la vache que le petit veau devient en quelques mois un gros bœuf de plusieurs centaines de kilos. Mais aucun animal ne boit le lait d'un autre animal, à part l'homme qui s'est mis à élever et parfois à industrialiser les femelles allaitantes pour se nourrir de leur lait.

Sans parler des questions éthiques que cela soulève, au niveau de la santé, il n'est pas très cohérent de boire, surtout à l'âge adulte, le lait dédié à un autre animal qui vise à le faire grandir et grossir. Il contient des facteurs de croissance qui ne sont pas faits pour nous.

Le lait de vache est aussi bien plus protéiné que le lait d'une femme, c'est pourquoi on ne donne pas du lait de vache à un bébé, mais un lait artificiel fait à base de lait animal : ce lait aura subi des transformations pour mieux

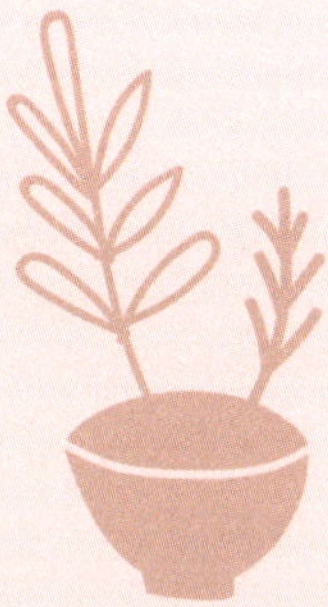

POINT NATURO : ***Quid du calcium ?***
Cette idée qu'il nous faut absolument boire du lait pour avoir du calcium et des os en pleine santé est incomplète. Oui, le lait contient beaucoup de calcium et nous en avons besoin pour avoir des os en bonne santé, mais :
▶ Le calcium ne se trouve pas seulement dans les produits laitiers (il y en a aussi dans les noix, les graines, les légumes verts, etc.).
▶ Le calcium des produits laitiers n'est pas facilement assimilé.
▶ Le lait étant acidifiant (à moins d'avoir un excellent métabolisme), il a tendance à déminéraliser l'organisme et non à le reminéraliser.

Et puis avoir des os en pleine santé demande bien plus que du calcium. Il faut que l'os soit fort mais aussi assez flexible pour ne pas se briser au moindre choc. Nous avons donc besoin :
▶ De minéraux équilibrés.
▶ D'une alimentation basifiante (pour lutter contre l'acidification du corps), c'est-à-dire pleine de végétaux et pauvre en protéines animales et aliments transformés.
▶ De la vitamine C, pour synthétiser du collagène qui permettra à l'os d'absorber les petits chocs sans se briser.
▶ De soleil (pour synthétiser la vitamine D) afin de fixer le calcium sur les os.
▶ De mouvement et d'exercice physique quotidien pour que l'os se renforce en fonction de tractions et contraintes exercées sur lui. En naturopathie, on dit : « la fonction crée l'organe » = si je demande à mon corps de marcher, les muscles et os de mes jambes vont se renforcer ; si je mâche bien, mes dents vont aussi se renforcer et devenir de meilleures mastiqueuses.

convenir à un bébé humain et ne pas risquer d'endommager ses reins (entre autres risques).

Il faut également parler des traitements que l'on fait subir au lait pour arriver jusqu'à notre réfrigérateur : pasteurisation (élimination des bactéries par chauffe) et autres techniques pour limiter le risque de prolifération bactérienne, écrémage, mélange avec le lait d'autres vaches (ou brebis, ou chèvres...). Toutes ces étapes dénaturent le lait et le rendent à chaque fois plus étranger au corps... Il contient trop d'informations dénaturées. Il est bien loin le temps où nos grands-mères buvaient sous le pis de la vache le lait entier et chaud dans l'étable.

Le bébé humain a dans les intestins une enzyme (la lactase) qui lui permet de digérer le lactose contenu dans le lait maternel. Mais chez la plupart d'entre nous, cette enzyme n'est plus présente passé l'âge de 3-4 ans. On ne digère donc plus facilement ce sucre qu'est le lactose.
Et quand un sucre n'est plus digéré par nos enzymes, nos bactéries se jettent dessus et s'en délectent. Au programme : fermentation, gaz, ballonnements, douleurs, rejets métaboliques des bactéries, inflammation, acidification, déminéralisation, etc. Tout ça pour le fameux bol de lait recommandé par la télé au petit déjeuner. Dommage, non ?

• LES FODMAPs

FODMAPs est l'acronyme de Fermentable Oligo-, Di-, Monosaccharides And Polyols. Ce sont des sucres et des fibres présents en particulier dans les végétaux et qui sont excellents pour la santé pour :

▶ Nourrir les bonnes bactéries de nos intestins.
▶ Faire avancer les aliments dans le tube digestif en accélérant modérément le transit.
▶ Nettoyer les parois du tube digestif en entraînant les déchets collés aux parois comme un balai.

Le problème, c'est qu'il faut avoir les bonnes bactéries déjà présentes pour bien les digérer, ainsi qu'une enzyme spécifique : la cellulase. Sinon, ces fibres peuvent être irritantes pour les parois intestinales.

À force de manger peu de végétaux, et si on manque d'énergie, le corps n'a plus ces bactéries ni cette enzyme. Résultat des courses, ces fibres et sucres stagnent un peu trop longtemps dans les intestins et fermentent,

▶ ASTUCE NATURO :
Les plantes qui aident à digérer

• **Le fenouil** (le légume, ou bien les graines à croquer ou en infusion)
• **L'anis**
• **La menthe poivrée**
• **Les plantes hépatiques** (chardon marie, artichaut, réglisse, pissenlit)
• **Le gingembre** (boire une eau chaude au gingembre en début de repas peut être une bonne idée)

POINT NATURO : ***Comment réintroduire les crudités ?***

On commence par soigner ses intestins (voir programme RESET p. 186).

On se fait des jus de légumes : comme ça, pas de fibres pour irriter les intestins, mais on fait quand même le plein de vitamines, minéraux et autres nutriments bénéfiques. Si en plus on opte pour des jus verts, alors on va mettre à profit la chlorophylle qu'ils contiennent pour assainir nos intestins ! Comme c'est malin, du 2 en 1 !

Et on réintroduit, petit à petit :

1. Les crudités faciles à digérer : endive, jeunes pousses, graines germées, cœur de laitue, pousses d'épinards…
2. Les légumes lactofermentés : la fermentation aura commencé à digérer les fibres.
3. Les « cuidités », autrement dit des crudités très légèrement cuites, au wok ou blanchies.
4. Les soupes crues : le mixage aura adouci les fibres.
5. Finalement, on tente la grosse fibre rêche ! La carotte râpée, la frisée…

Certaines personnes arrivent en consultation en me disant : « Je ne comprends pas, depuis que j'essaie de manger sainement, je ne digère pas bien, j'ai mal au ventre, j'ai des diarrhées »… En général, ce sont des personnes ayant perdu (ou n'ayant jamais eu) l'habitude de consommer des fruits et légumes régulièrement et qui n'ont plus cette capacité de digestion.

Parfois, c'est juste dû à un excès de zèle en voulant repartir sur de bonnes bases alimentaires. On ne mangeait que des plats transformés, du fast-food et des pizzas, et tout à coup on remplace tout ça par des salades crues à gogo. Le choc est grand pour les intestins ! Et on n'y comprend rien… On se dit qu'on est en meilleure santé quand on mange des frites et des hamburgers… mais ce n'est pas vrai ! Mieux vaut y aller alors étape par étape.

créant des gaz et des métabolites irritants. À la clé : des ballonnements, des douleurs, des diarrhées…

Si tous ces aliments passent bien mais que vous avez encore des soucis, il faudra rechercher en mode Sherlock Holmes ce qui vous fait du mal… Vous pouvez être aidée par un naturopathe, bien sûr !

On parle de plus en plus d'un régime d'éviction des FODMAPs. Il est très utile, c'est vrai, quand on a trop mal ou que l'intestin est très irrité. Mais il est rarement mentionné que c'est un régime qui ne doit pas être mené à vie.

Tout d'abord parce qu'il est potentiellement très déséquilibré et qu'il retire toutes les fibres qui permettent un bon transit et un microbiote de qualité. En regardant la liste d'aliments contenant des FODMAPs, on se rend compte que la plupart des fruits et légumes en contiennent. Si vous n'en prenez plus du tout, vous risquez d'être très carencée en vitamines notamment.

Il faut donc passer temporairement par ce régime, le temps de réparer la barrière intestinale, de récupérer de l'énergie, de réensemencer son microbiote. On pourra en parallèle prendre des vitamines en complément ou des jus de légumes sans fibres. Ensuite, il faudra réintroduire des aliments contenant un peu de FODMAPs pour réhabituer ses intestins. Allez-y petit à petit et restez à l'écoute de votre organisme.

• LES ASSOCIATIONS ALIMENTAIRES

Certaines associations alimentaires permettent de digérer plus facilement. Les personnes qui ont une petite capacité digestive peuvent essayer d'adopter un régime dissocié. Ce régime classe selon certaines catégories les aliments qui peuvent (ou pas) être mangés au cours d'un même repas.

L'exemple le plus flagrant est celui du steak-frites, contenant une protéine et un glucide. Cette association n'est pas très digeste. Il vaut mieux associer à une protéine animale des légumes et à des féculents des légumes.

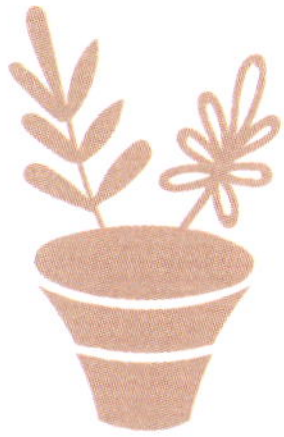

▶ ASTUCE NATURO :

Les plantes qui soignent les intestins

• **Le curcuma**, un puissant anti-inflammatoire intestinal. L'effet anti-inflammatoire n'est pas forcément très efficace une fois absorbé, mais au contact des cellules de la paroi intestinale il est très puissant.

• **La pomme** (râpée ou bien cuite sans sucres ajoutés) est très douce pour les intestins et les apaise.

• **Les mucilages** : de graines de lin, de chia, de psyllium (ces dernières aident aussi le transit) = ce gel formé à la surface des graines quand elles sont immergées dans un liquide est très apaisant pour la muqueuse digestive.

• **L'aloe vera en gel** apaise le système digestif, il est cicatrisant, lubrifiant et anti-inflammatoire, que ce soit au niveau de l'estomac, où il soulage des brûlures, ou au niveau intestinal. Il apporte également de nombreux nutriments. Attention à prendre un gel qui ne contient que la pulpe de l'aloe vera et non la partie verte des feuilles, qui contient un puissant laxatif irritant.

Il vaut mieux également éviter de prendre des produits laitiers ou des fruits pendant le repas, qu'il est préférable de consommer en dehors de ceux-ci (sauf pour les personnes diabétiques).

Mais attention, quand on facilite trop la digestion, on empêche aussi une assimilation optimale car le transit est accéléré. Ce régime dissocié est très intéressant pour récupérer de l'énergie de manière temporaire, mais attention à ne pas le maintenir sur la durée.

• LES ADDITIFS

Nous commençons à comprendre à quel point l'industrialisation de l'alimentation est néfaste pour la santé. Afin de concevoir des plats préparés toujours plus gourmands, avec toujours moins d'ingrédients de qualité et moins d'argent, les scientifiques se sont transformés en savants fous. Ils ont créé des molécules de synthèse qui permettent de donner certaines propriétés aux préparations (blancheur, liant, conservation, couleur, arômes, palatabilité, tenue à la cuisson, goût, texture...) sans avoir besoin d'y ajouter des ingrédients chers comme ceux que l'on trouve dans les placards de nos cuisines.
Mais il semblerait que ces additifs, non reconnus par l'organisme, soient des bombes à retardement. Ils sont maintenant suspectés de provoquer des MICI mais aussi des troubles de la concentration, des douleurs intestinales, de l'hyperactivité, des maux de tête... Ils perturbent aussi fortement le microbiote et peuvent à terme entraîner une dysbiose chronique.

5 Diminuer le sucre

Comme beaucoup de personnes, je suis gourmande et terriblement attirée par le sucre. C'est bien normal... le sucre est considéré par le cerveau comme une méga récompense ! En ingérer, c'est comme prendre une petite drogue. On sécrète des endorphines, on se sent bien, on se détend. Ça a un goût de « reviens-y ».

La nature, pour nous aider à survivre dans un environnement hostile et nous pousser à rechercher de la nourriture, a inscrit en nous une sorte de signal d'alarme dès que l'on se retrouve en présence d'un aliment sucré, pour vite aller le consommer et en retirer de l'énergie et des vitamines précieuses. Sauf que le sucre se trouve dans la nature sous forme de fruits. On n'en trouve ni partout ni tout le temps. En plus, à cause des fibres, de l'eau contenue, et du temps de mastication nécessaire, on n'en mange pas de grandes quantités.

Mais notre époque a rendu le sucre tout le temps disponible, partout, et sous des formes plus concentrées et moins naturelles.
On met dans tous les gâteaux des sucres transformés (comme les sucres blanc, roux, de canne, glace, cassonade...) ou hyper transformés (type sirop de glucose-fructose...) que notre corps ne sait pas gérer dans de telles quantités, ou pire encore, ne sait pas reconnaître.

L'excès de sucre est la cause de nombreux maux :
- Inflammation.
- Acidification.
- Déminéralisation.
- Fatigue du pancréas, insulino-résistance (voir point IG p. 87).

- Réserves de graisses et notamment de graisse viscérale (qui entoure et étouffe les organes).
- Problèmes de concentration et d'humeur.
- Hypo et hyperglycémie : maux de tête, migraines, fatigue...
- Prolifération de certaines levures et bactéries qui deviennent pathogènes et causent de nombreux problèmes digestifs et intimes....

Pour ralentir par étapes, je vous conseille :
- D'éliminer les plats préparés (qui même s'ils sont salés contiennent du sucre).
- D'éliminer les produits industriels (souvent pleins de sirop de glucose).
- D'éliminer les édulcorants que le corps ne reconnaît pas mais qui entraînent une appétence pour le sucré et plus de calories.
- De ne plus sucrer les boissons.
- De ne plus boire de jus de fruits mais de passer au jus de légumes ou au smoothie de fruits (en petite quantité). Je me pose la question : suis-je capable de manger tous les fruits frais qui ont permis de réaliser ce smoothie ? Si c'est non, alors c'est que c'est trop de sucre pour mon organisme.
- De vous tourner vers des sucres non raffinés : sucre de coco, sirop d'érable, sirop d'agave, miel (tous ces sucres ne sont pas égaux du point de vue de la santé et de l'écologie : ma préférence va au sucre de coco mais j'utilise de temps en temps les autres pour leur goût).
- De vous remettre aux fourneaux et de revisiter vos recettes de desserts en sucrant avec : de la banane, des dattes, de la compote de pommes sans sucres ajoutés... c'est délicieux et bien meilleur pour la santé.

Si cette question vous intéresse, je vous conseille la lecture de *Je me libère du sucre* de Marion Thelliez et du blog Megalowfood.

6 Prendre le temps

Savez-vous que nous sommes un des derniers pays en Occident à manger à table à tous les repas (ou presque) ? Dans la plupart des pays industrialisés, les repas se prennent à la va-vite, sur le pouce, et consistent plutôt en de nombreux grignotages tout au long de la journée qui se terminent parfois en « binge-eating » le soir.
Cependant, nous perdons, année après année, de précieuses minutes dévolues au temps du repas, et nous nous rapprochons dangereusement des rythmes effrénés de nos voisins plus ou moins lointains, chez lesquels explosent les cas de maladies digestives, métaboliques et les troubles du comportement alimentaire.
Il est pourtant un paramètre qui ne change pas : notre corps a absolument besoin de temps pour bien digérer.

- Du temps avant de manger pour attendre la faim, puis penser à ce que l'on va manger pour amorcer la sécrétion des enzymes nécessaires à une bonne digestion.
- Du temps pour bien mâcher et être présent à ce que l'on mange et à ses sensations.
- Du temps pour partager ce moment en bonne compagnie, ce qui nous permettra de faire des pauses de mastication pour communiquer. Ainsi, le message qui nous dit que l'on parvient à satiété arrive plus tôt dans le repas et on se sent satisfait et repu

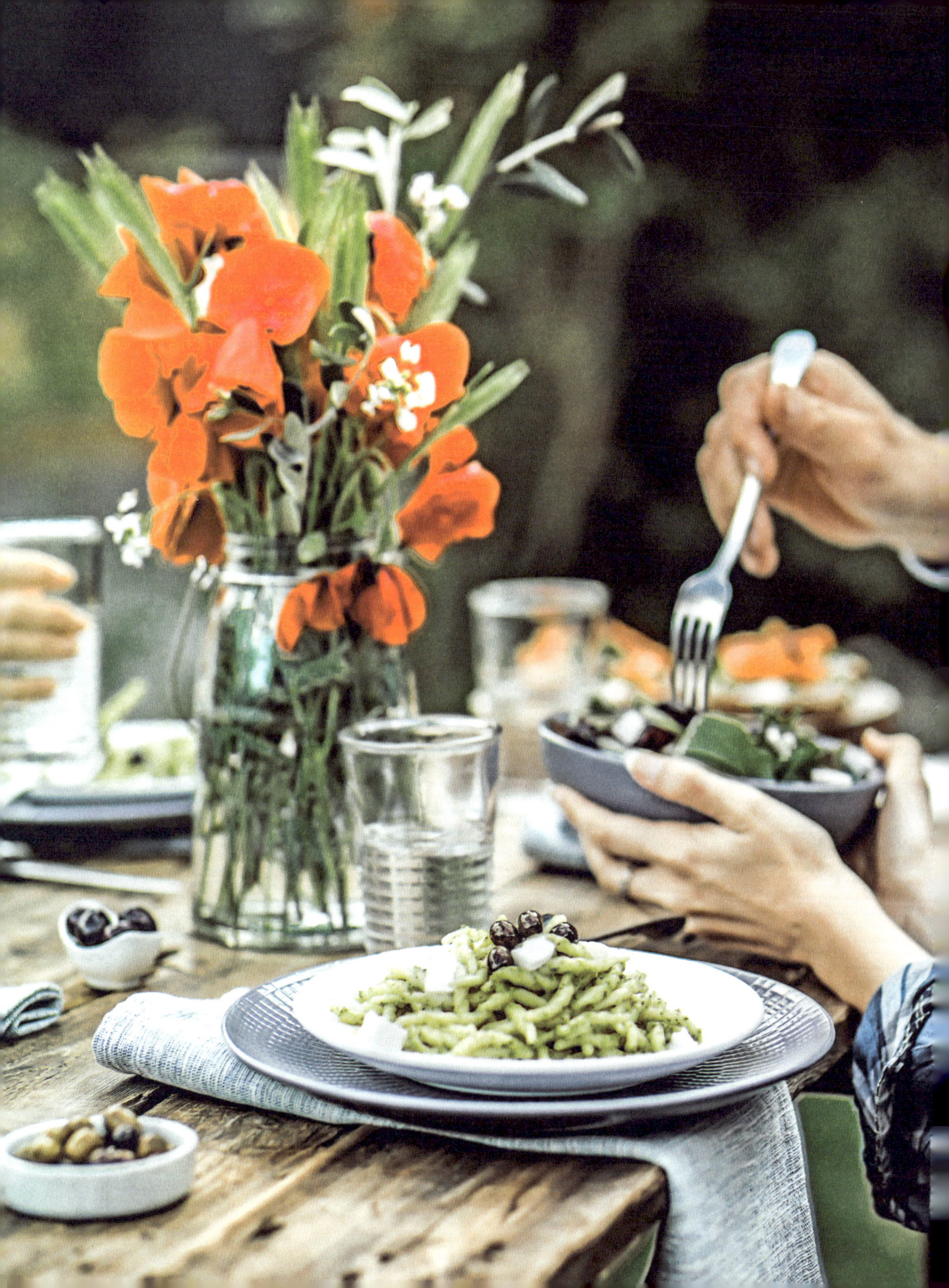

avec moins de calories. On se sent aussi plus comblé socialement et affectivement et on risque moins de compenser un manque par un excès de nourriture ou de sucre.

▶ Il faut ensuite un peu de temps pour, dans l'idéal, faire une petite promenade digestive qui va nous permettre d'aider la digestion mécanique et le transit en bougeant. La respiration va aussi aider l'organisme à libérer le diaphragme, à nous oxygéner et à nous détendre. Le système nerveux parasympathique s'enclenchera alors pour nous permettre de mieux digérer et le système nerveux entérique travaillera « main dans la main » avec le système nerveux central.

▶ Et cerise sur le gâteau, si on a le temps de se laisser aller, on pourra écouter sa fatigue « post-prandiale » (physiologique et normale) et prendre le temps de faire une petite sieste. Sachez qu'une sieste de 20 minutes en début d'après-midi augmente de 20 à 30% la productivité de l'après-midi.

▶ Le soir, il faudrait aussi avoir le temps de rentrer tôt du travail pour profiter d'un repas convivial, frugal, avant 20 heures pour avoir le temps de commencer à digérer avant d'aller se coucher.

▶ ASTUCES NATURO

pour « donner le temps au temps »

- Choisir des aliments qui demandent plus de mastication : des aliments souvent plus « bruts », moins transformés : crudités, graines, noix, légumes juste blanchis ou cuits au wok, encore croquants...
- Faires de plus petites portions et manger dans de petites assiettes.
- Privilégier la forme « entrée/plat » plutôt que plat unique et pourquoi pas, une fois de temps en temps, y ajouter un dessert.
- Poser ses couverts entre chaque bouchée et respirer.
- Mâcher jusqu'à ce que tout soit devenu liquide dans votre bouche.
- Manger avec des baguettes.
- Tester un repas en silence et en pleine conscience.
- Prendre le temps de préparer une jolie table.
- Prendre le temps d'aller faire une marche digestive et/ou une sieste.

7 Apprendre à respirer

Comment ça, respirer aide à faire caca ? Eh oui, ça paraît lointain tout ça, et pourtant la respiration a un vrai impact ! Elle comprend deux mouvements : l'inspiration (l'air entre dans les poumons) et l'expiration (l'air sort des poumons). Lors d'une respiration correcte, le ventre se gonfle à l'inspiration et se dégonfle à l'expiration.

À l'inspiration : les poumons se gonflent entièrement, y compris le bas des poumons. Ils vont donc s'étendre sur les côtés en écartant les côtes, mais aussi vers le bas. Les poumons, en poussant vers le bas, vont aussi pousser sur le diaphragme, qui va lui-même appuyer sur les viscères. La force pousse vers le bas et vers l'avant : le ventre se gonfle. Ainsi, on évite de pousser seulement vers le bas et de pousser sur le périnée.

À l'expiration : l'air sort des poumons, le diaphragme remonte vers le haut et le ventre rentre. Le périnée remonte aussi.

Grâce à ces mouvements respiratoires de va-et-vient, les viscères sont massés par le diaphragme et par les muscles abdominaux. Le bol intestinal avance plus efficacement et les intestins se détendent.

Mais attention, la plupart des personnes respirent « à l'envers ». À l'inspiration, leurs poumons se remplissent en haut (les clavicules et les côtes hautes bougent), parfois même le ventre se rentre. À l'expiration, leurs poumons se vident en poussant vers le bas, le ventre sort un peu ou alors il ne sort pas mais la poussée se fait sur le périnée. Plusieurs facteurs peuvent expliquer ce phénomène : le stress, d'abord, qui favorise cette respiration haute, claviculaire, que l'on appelle respiration superficielle, ou encore les phénomènes d'imitation dans l'enfance des personnes stressées de l'entourage.

Comment savoir si je respire correctement ?
Grâce à la technique main sur le cœur, main sur le ventre. Je m'allonge, je pose une main sur le cœur et l'autre sur le ventre. À l'inspiration, je cherche à soulever la main sur le ventre. Je gonfle le ventre (mais je ne pousse pas vers le bas). Si mon ventre se creuse et que la main du cœur se soulève, c'est que je ne respire pas « de partout ».

8 Bouger et mettre du mouvement dans son corps

• LES BIENFAITS DU MOUVEMENT MODÉRÉ

Nous sommes des êtres de mouvement. Notre place est dans la nature, sur nos deux jambes, plutôt que devant un ordinateur, notre fessier bien installé. Et pour digérer, le mouvement est notre grand ami.

Attention, pas le mouvement extrême et intense avec la pratique d'un sport de haut niveau, mais un mouvement modéré, progressif, physiologique et accessible au plus grand nombre. Je veux bien sûr parler de la marche.

Ses avantages sont nombreux :

- Augmentation du rythme cardiaque et accélération du débit sanguin et donc de l'apport en sang oxygéné aux différents organes de la digestion. Le sang est davantage filtré par les organes d'épuration du corps.
- Activation du retour veineux et de la circulation lymphatique par pression des muscles des jambes qui font l'effet d'une pompe pour contrer la gravité.
- Facilitation des mouvements dans le ventre (digestion mécanique par brassage, péristaltisme et mouvements de masse) grâce aux mouvements du diaphragme et à la douce compression de la sangle abdominale. Le transit en est facilité.
- Circulation sanguine améliorée dans le petit bassin et la zone pelvienne. Le périnée reste tonique, en bonne santé et soutient les viscères par le bas.

UNE TECHNIQUE RESPIRATOIRE POUR MASSER LES VISCÈRES :
La fausse inspiration thoracique (©FIT) de Bernadette de Gasquet

Issue du yoga (uddiyana bandha), cette technique permet de masser les viscères ou de pratiquer des exercices d'abdominaux en remontant et en protégeant le périnée. La version complète yogique, à apprendre avec un professeur, est technique et peut avoir de grands effets énergétiques. Bernadette de Gasquet en a tiré une technique plus accessible et moins violente, ce qui limite les contre-indications et permet un plus large usage. Pour aller plus loin, je vous conseille la lecture de *Libérez vos intestins* et de *Périnée, arrêtez le massacre* de Bernadette de Gasquet.

Attention, ne pas la réaliser si vous venez de manger, en cas de grossesse, de chirurgie du ventre récente, de problèmes cardiaques, d'insuffisance respiratoire.

Réalisation de la respiration :

Debout ou allongée, pliez les genoux. Posez un pied sur un genou pour ne pas cambrer ni contracter les abdominaux grands droits.

Expirez. Inspirez. Videz les poumons.

Bloquez votre gorge (ou pincez-vous le nez et fermez la bouche).

Faites semblant d'inspirer (mais l'air ne peut pas rentrer). Le ventre est comme « avalé » vers la colonne vertébrale et vers le haut.

Restez quelques secondes en rétention et soyez attentive à vos sensations.

Relâchez et inspirez doucement.

Vous pouvez recommencer plusieurs fois cet exercice en écoutant ce que votre corps vous réclame : plus de temps en rétention en bougeant le ventre pour masser encore plus profondément, ou bien une alternance plus douce : expiration, rétention, inspiration, expiration, rétention, sans forcer, à son rythme.

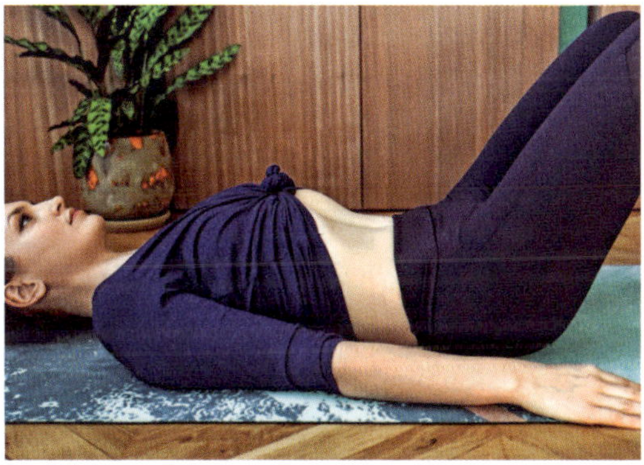

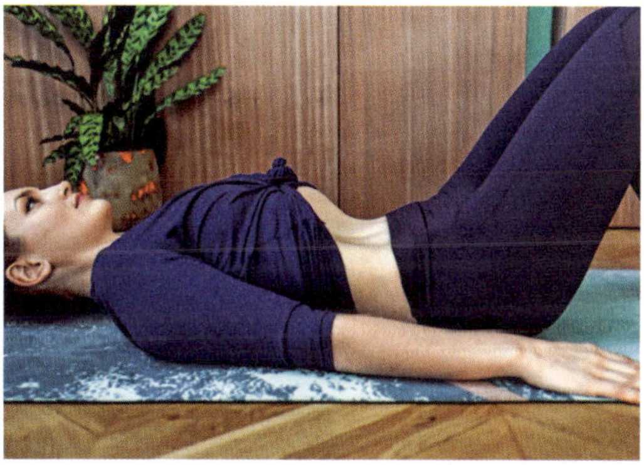

▶ Si la marche est effectuée au grand air, bénéfices des « bains de forêt » dans le cas où on a la chance d'être dans un endroit vert, synthèse de vitamine D grâce au soleil, baisse des taux de cortisol, l'hormone du stress, synthèse de dopamine et sérotonine (énergie et détente à la clé).

J'ai pris la marche en exemple car c'est l'exercice physique le plus accessible et parce qu'il nous pousse à aller au grand air et même dans des espaces verts et des forêts pour plus de bénéfices encore. Mais si on préfère pratiquer le yoga, le pilates, la danse ou toute autre activité physique, de manière modérée, c'est parfait aussi !

• QUAND ON BOUGE BEAUCOUP (TROP) : LES INTESTINS DU SPORTIF

Nous sommes des êtres de mouvement, mais nous ne sommes pas faites pour faire du sport très intensif, des heures et des heures par jour.

Voilà pourquoi en naturopathie on parle de mouvement sain et d'exercice physique mais pas forcément de sport. Le sport modéré est une forme saine d'exercice physique mais l'exercice physique physiologique pour le corps, c'est la marche, la course lente avec de temps en temps des pointes de vitesse, la nage… avec de nombreux moments de récupération.

C'est pourquoi les sportifs de haut niveau souffrent très souvent de problèmes digestifs : crampes, diarrhées, douleurs, inflammation, malabsorption… qui entraînent des carences et donc plus de douleurs, de crampes, de soucis de récupération et donc des sous-performances.

Voilà comment le sport intensif peut impacter le ventre :

▶ Les impacts répétés de la pratique sportive créent des vibrations dans les intestins qui peuvent déclencher l'influx nerveux qui donne l'ordre aux intestins de faire avancer le chyme (le bol alimentaire une fois dans l'estomac). Alors parfois ça secoue et ça pousse à évacuer plus vite que prévu.

▶ Pendant une pratique intensive, le sang afflue dans les membres qui fournissent l'effort musculaire et quitte les cellules de la muqueuse intestinale. À force d'être mal irriguées, ces cellules se détériorent. Pour peu que le sportif se remplisse de plats de pâtes riches en gluten la muqueuse devient irrémédiablement poreuse. Elle ne fait plus office de douanier… La flore intestinale est aussi perturbée. La digestion ne se fait plus bien, et l'assimilation non plus. Le corps essaie de se libérer en provoquant des diarrhées, mais le cercle vicieux s'installe.

▶ Ensuite, lors de pratiques très intensives, le corps utilise des hormones du stress pour donner le meilleur de lui-même. Mais pour le corps, baigné tout à coup dans ces hormones, c'est la même chose que s'il était face à un prédateur qu'il devait fuir. Il se met en mode survie et dans ce mode la digestion n'a rien à faire. Alors le corps évacue rapidement tout ce qui s'y trouve pour concentrer toute son énergie sur la survie.

C'est pourquoi les recommandations diététiques ont beaucoup évolué depuis quelques années. Les plats de pâtes de la veille et le gros repas d'avant compétition ne sont plus d'actualité. On essaie de préserver au maximum le corps d'une digestion énergivore. On mange plus léger la veille de l'événement. On entraîne beaucoup plus la filière énergétique de la combustion du gras que celle de la combustion des sucres (qui produit plus d'énergie et cause moins d'inflammation). Et, avant la compétition, on ne mange que des aliments à digestion rapide comme des fruits frais. Et on performe le ventre libéré de toute digestion. Après l'effort, on refait rapidement des réserves pour ne pas avoir de perte musculaire.

Et puis surtout, on prend soin de ses intestins en reconstituant la barrière intestinale (grâce à des compléments alimentaires à base de glutamine : un acide aminé) et on soutient la flore intestinale grâce à la prise de probiotiques et d'aliments fermentés.

9 Le yoga, merveilleux outil pour la santé du ventre

• LES PRINCIPES DU YOGA

Le yoga est une philosophie d'origine indienne qui relie le travail du corps, du souffle et de l'esprit. La médecine traditionnelle qui lui est attachée est l'ayurvéda. Tout comme la naturopathie, cette médecine est globale, personnalisée et causaliste.

La pratique du yoga peut aussi aider le corps à mieux digérer :

▶ En **apaisant le système nerveux** et en le poussant à activer le système parasympathique : détente, meilleure sécrétion des enzymes et sucs digestifs, impact positif sur la flore et meilleure irrigation de la muqueuse intestinale, diminution des troubles du transit ou de l'alimentation liés au stress.

▶ En aidant à **mettre du mouvement dans le corps** et donc dans les intestins : les torsions bien faites peuvent aider le bol alimentaire à avancer correctement et peuvent soutenir les mouvements de masse et le péristaltisme du corps.

▶ En **massant les organes digestifs** : lorsque les muscles s'appuient ou compressent les organes digestifs, cela les masse et les aide à évacuer leurs déchets. On peut aussi imaginer qu'ils sont comme une éponge que l'on viendrait presser, évacuant les eaux usées, prête ensuite à absorber de l'eau pure et retrouvant sa capacité à travailler efficacement.

▶ En favorisant la **méditation de pleine conscience et la pleine présence à son corps et à ses sensations**. Car si l'on écoute bien son corps, on se rend compte qu'il nous parle et nous donne beaucoup d'informations sur ses besoins et comment y répondre. Une communication plus harmonieuse s'établit et le corps n'a rapidement plus besoin de nous hurler aux oreilles (et au ventre) ses besoins.

▶ En **apprenant à respirer** : on l'a vu, la respiration permet de bien digérer !

L'idéal, quand on commence la pratique du yoga, est d'aller dans un cours avec un professeur expérimenté qui pourra vérifier que vous faites les exercices et postures (asanas) correctement.

Quel yoga choisir ?

HATHA : un yoga où l'on passe un peu de temps dans chaque posture. C'est pas mal de commencer par là car on apprend à connaître les bases et les asanas en prenant le temps.

IYENGAR : un yoga assez statique aussi, où l'idée d'alignement prédomine. On va s'installer dans les postures et chercher l'alignement en s'aidant de sangles et de blocs. C'est un yoga très respectueux de la physiologie et de la morphologie de chacun.

ASHTANGA : une forme de yoga dynamique qui enchaîne des postures spécifiques dans le même ordre. La respiration se fait au rythme des transitions entre les postures. C'est une pratique très codifiée qui permet de rentrer dans les enchaînements en pleine conscience de son corps et de son souffle, en prenant du recul sur les pensées. Attention cependant à vous écouter et rappelez-vous que cette pratique a été créée pour de jeunes garçons indiens au bassin étroit et à la masse grasse très faible. Toutes les postures et tous les alignements ne sont pas forcément adaptés à nos morphologies d'Occidentaux. N'hésitez pas à ouvrir vos pieds de la largeur du bassin, à mettre les genoux au sol dans certaines transitions, si vos bras ne peuvent pas soutenir tout votre corps en planche par exemple.

VINYASA : une forme de yoga dynamique plus libre dans le déroulé et les enchaînements (le flow) même si certaines postures sont des « incontournables ». Chaque professeur imprime son style sur son flow. Certains appuieront sur le côté intense et cardio de cette pratique, d'autres sur l'aspect plus méditatif et philosophique. Il y a une recherche de la fluidité qui peut rapprocher la pratique de la danse.

Le yoga n'est pas la recherche de la forme parfaite, mais de la posture comme moyen de connaissance de soi. L'idée n'est pas de mettre son corps dans une posture compliquée et de le tordre jusqu'à atteindre cet objectif. C'est plutôt une méditation en mouvement où l'on observe là où il y a de l'espace et de la restriction, comment on réagit dans l'effort, comment on lâche prise... Le yoga permet de rentrer en contact avec cette part « divine », « puissante », et qui aime inconditionnellement. Et c'est cette partie-là qui nous intéresse aussi lorsque l'on cherche à être bien dans son ventre.

• DES POSTURES QUI SOULAGENT LE VENTRE

Nous allons maintenant vous proposer quelques postures de yoga qui peuvent vous aider à vous sentir mieux dans votre ventre. Ces exercices peuvent favoriser le transit, le massage des organes digestifs, la détente (en activant le système nerveux parasympathique) et la conscience de votre corps (grâce à la proprioception dans les postures d'équilibre).

Pensez à vous échauffer avant toute pratique. Il est important de commencer doucement et de prendre le temps de chauffer toutes les parties de son corps avant de s'installer dans des postures plus spécifiques (hatha yoga) ou d'accélérer le mouvement (le flow) pour une séance plus dynamique (ashtanga ou vinyasa).

POSTURE DU DIAMANT + TORSION

▶ **S'installer dans la posture**

Commencez à quatre pattes sur le tapis puis venez vous asseoir sur les talons, pieds et genoux collés. Si vous ressentez une gêne dans les chevilles, vous pouvez aussi mettre un coussin sous vos pieds.

Posez votre main gauche sur l'extérieur de votre genou droit.

Posez votre main droite derrière votre dos.

Grandissez-vous.

Regardez vers la droite et tournez votre regard et votre tronc vers l'arrière tout en maintenant l'étirement vers le haut.

Ne forcez pas au niveau du cou. Vous pouvez aller dans la torsion au niveau du dos, sans forcément regarder vers l'arrière. Vous pouvez regarder vers la droite.

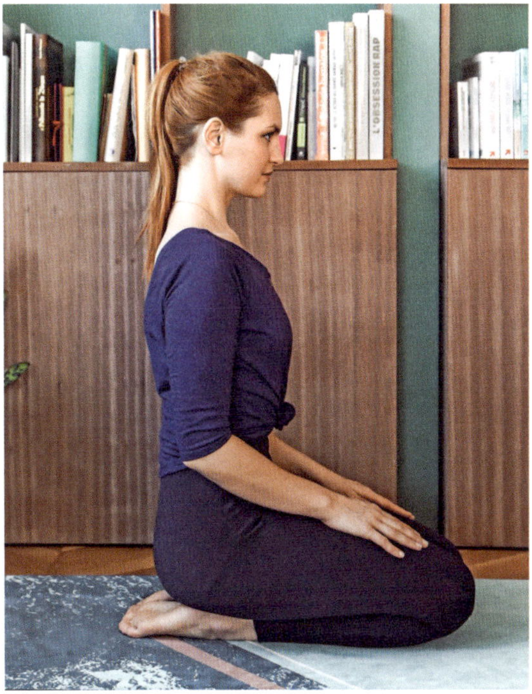

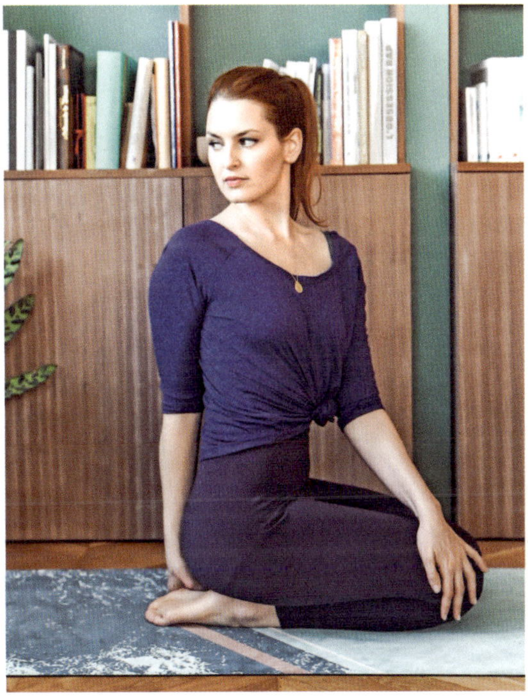

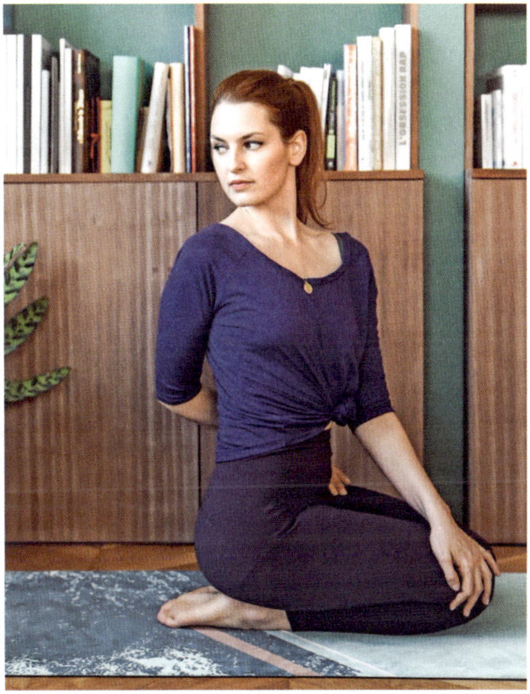

Attention : Si vous ressentez une gêne dans les genoux (un étirement désagréable), sortez doucement de la posture et demandez à un professeur s'il peut adapter la posture à votre corps.
Après avoir fait la torsion vers la droite, réalisez-la vers la gauche.
Note : Dans les postures en torsion, commencez toujours par le côté droit, et faites le côté gauche ensuite. Cela afin d'aller dans le sens de la digestion en compressant le côlon ascendant avant le côlon descendant.

Bienfaits

Cette posture soutient la digestion.
Par la compression exercée sur les jambes, le sang est chassé vers les zones non compressées, comme les intestins. Les intestins sont alors mieux irrigués et la digestion en est facilitée.
La torsion, quant à elle, permet d'essorer les organes digestifs (notamment le foie à droite) pour aider à éliminer les déchets et chasser le sang, pour ensuite se gorger à nouveau de sang plus oxygéné. Elle aide à masser les intestins et facilite le transit en compressant le côlon ascendant avant le côlon descendant. Le côlon transverse est lui massé grâce à la respiration quand le diaphragme descend à l'inspiration.
La torsion permet aussi de respirer plus profondément et d'étirer des parties peu mobiles d'habitude de la cage thoracique.
La torsion de la colonne permet aussi de prendre soin de son système nerveux (dans la moelle épinière) et donc du système nerveux entérique (dans les intestins) qui lui est relié.

POSTURE TORSION SUR CHAISE

Il s'agit d'une variation de la posture précédente, pour les personnes sensibles des chevilles ou qui voudraient la réaliser au travail.
Aidez-vous du dossier pour aller plus loin dans la torsion.

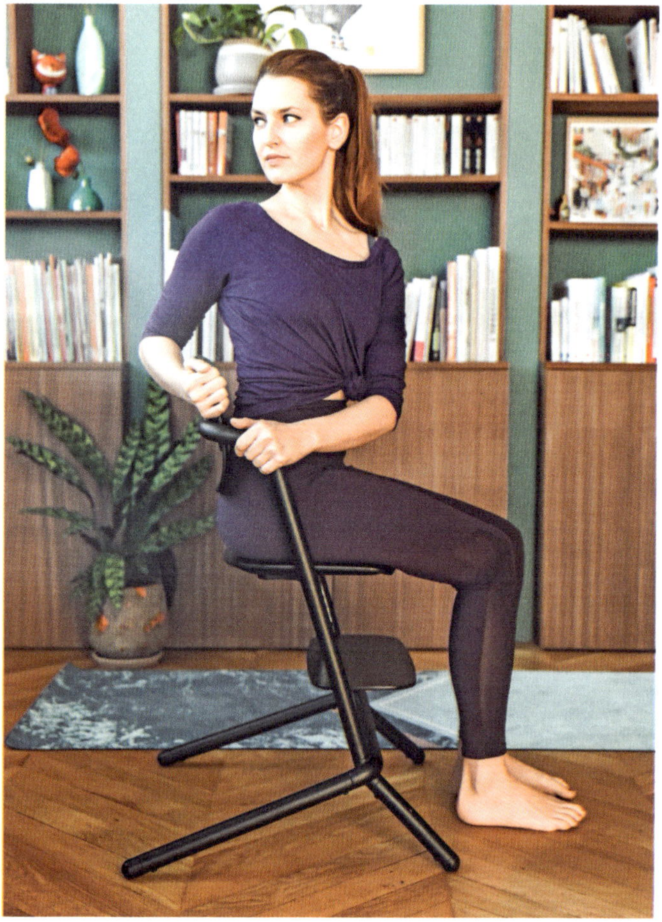

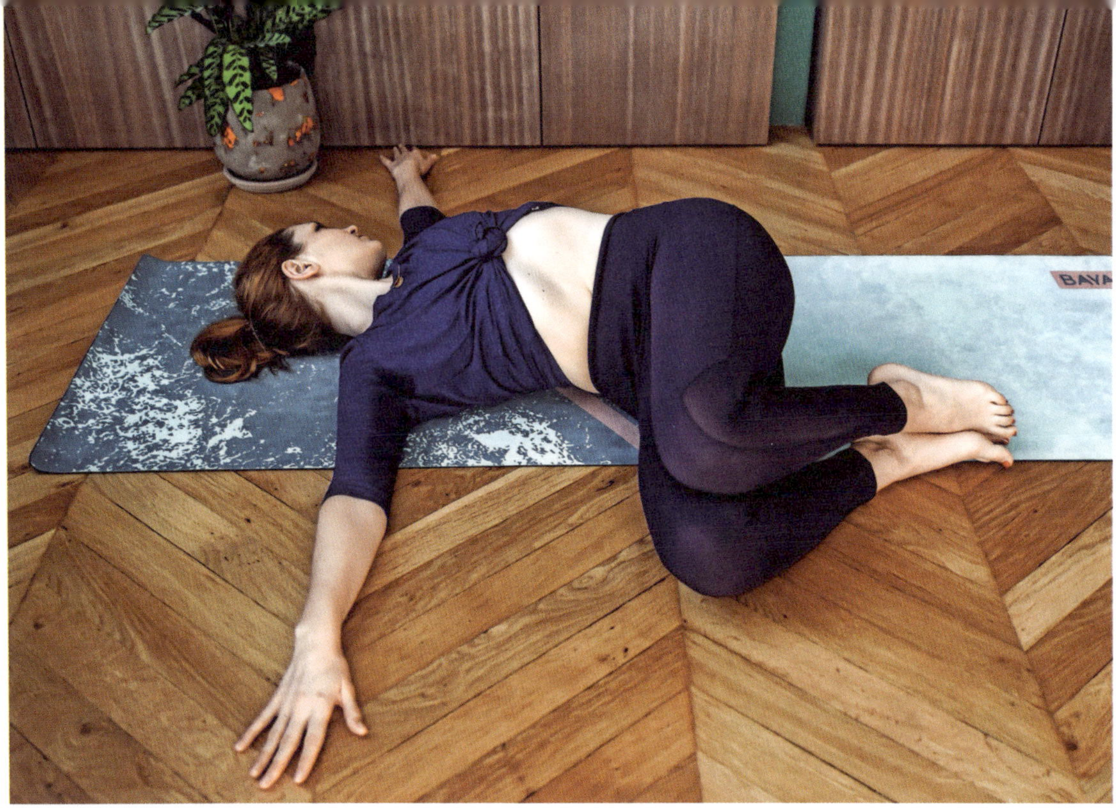

POSTURE DU VENTRE EN TORSION

▶ S'installer dans la posture

Allongez-vous au sol ou sur votre tapis, sur le dos.

Ramenez vos genoux vers la poitrine en enroulant le dos, balancez-vous doucement de droite à gauche.

Gardez vos genoux repliés et mettez les bras de chaque côté de votre corps, perpendiculaires à celui-ci.

Laissez doucement vos genoux fléchis et collés tomber sur le côté droit et regardez vers votre main gauche. Gardez la fesse droite et l'épaule gauche en contact avec le tapis.

Restez durant quelques respirations dans cette posture et appréciez l'étirement de votre colonne et l'espace que cela crée dans vos côtes.

Puis revenez au centre en utilisant vos abdominaux et en rentrant bien le ventre.

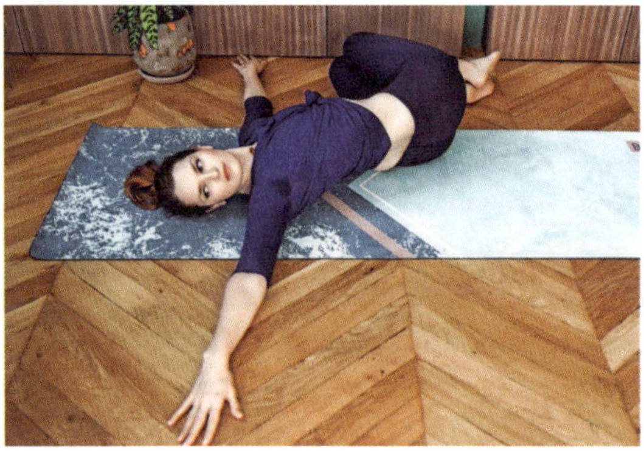

Refaites l'exercice en laissant tomber vos genoux sur le côté gauche.

▶ Bienfaits

Cette torsion allonge la colonne et permet de respirer plus profondément. Elle permet aussi d'essorer les organes de la digestion pour les drainer et les stimuler.

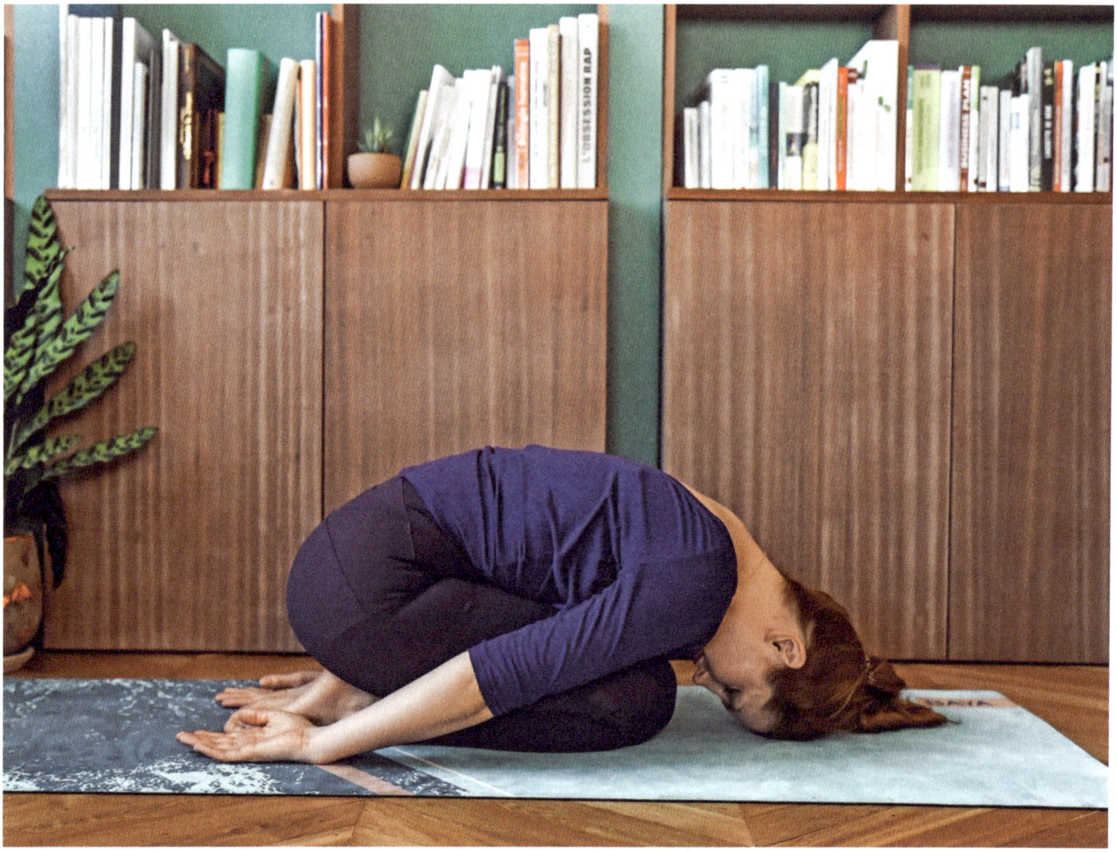

POSTURE DE L'ENFANT

▶ S'installer dans la posture

Commencez à quatre pattes sur le tapis.

Asseyez-vous sur vos talons si vos chevilles vous le permettent (sinon ajoutez un coussin).

Arrondissez le dos vers l'avant et venez déposer votre tête au sol.

Vos bras peuvent être le long de votre corps, vers l'arrière ou étirés vers l'avant du tapis devant vous pour augmenter l'étirement de la colonne.

▶ Bienfaits

C'est une posture de récupération par excellence.

Elle permet de stimuler le système nerveux parasympathique et de limiter le surfonctionnement du système nerveux sympathique (celui du stress).

La compression du ventre est également très apaisante.

C'est une posture qui amène à la relaxation, à l'intériorité, à la sécurité que nous ressentions en position fœtale dans le ventre de notre mère.

C'est une position très antalgique.

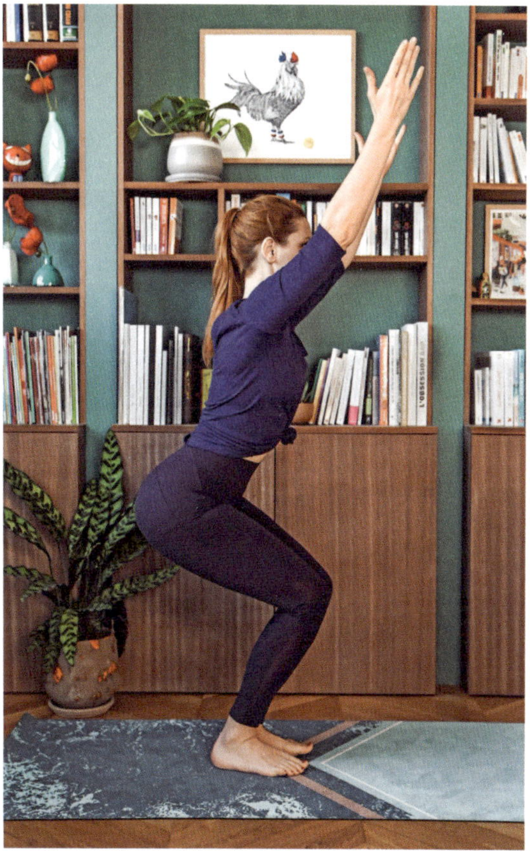

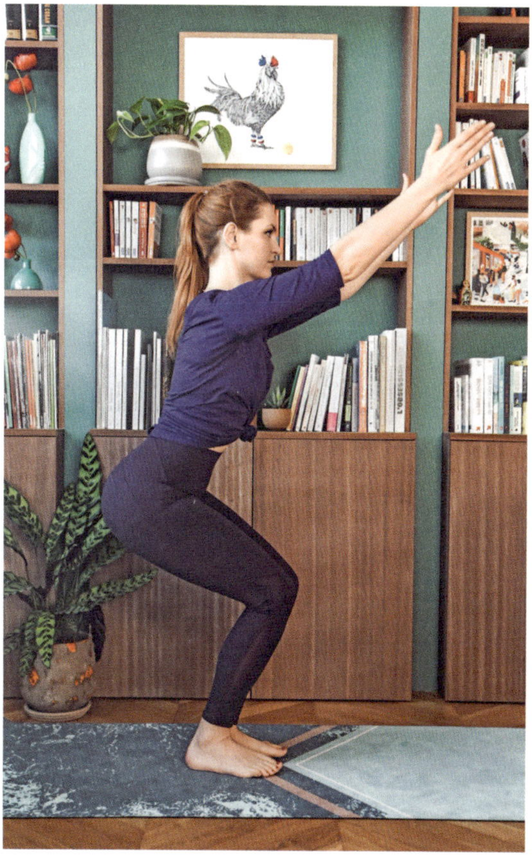

POSTURE DE LA CHAISE

▶ S'installer dans la posture

Debout, les pieds écartés de la largeur du bassin, les fesses partent vers l'arrière comme si on cherchait à s'asseoir sur une chaise derrière.

Les bras tendus montent vers l'avant et vers le haut.

Le dos s'allonge et se décambre en rétroversant le bassin vers l'avant.

Le ventre se rentre, le nombril cherche à toucher la colonne.

La force se cherche dans le ventre.

On peut descendre les fesses plus bas vers le sol pour encore plus activer la chaleur dans les jambes, les fessiers et la sangle abdominale.

On pense à remonter le périnée pour ne pas exercer de pression dessus.

▶ Bienfaits

Cette posture permet de tonifier la sangle abdominale et de prendre conscience de la force que l'on a, énergétiquement, physiquement et émotionnellement.

C'est une excellente posture pour tout le corps : ventre, dos, fessiers… Elle permet de prendre conscience que le ventre n'est pas uniquement une zone vulnérable mais surtout une zone de force et de confiance en soi.

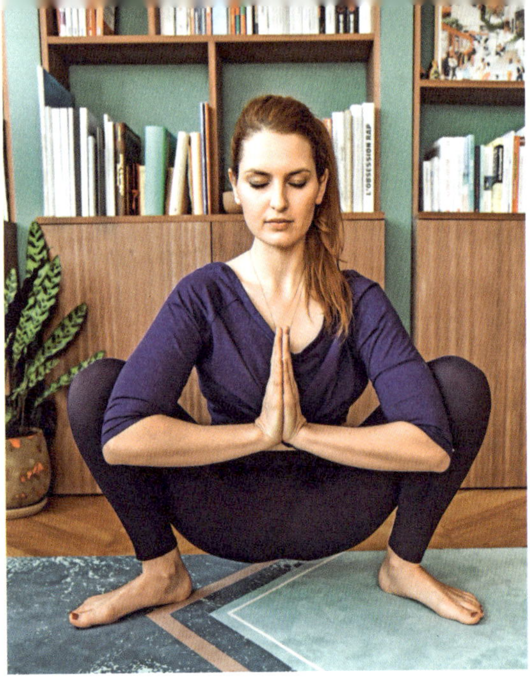

POSTURE DE LA GUIRLANDE

▶ S'installer dans la posture

S'accroupir avec les pieds ouverts un peu plus largement que la largeur des hanches. Afin de protéger vos genoux, ne les laissez pas tomber vers l'intérieur mais poussez les vers l'extérieur avec vos coudes et vos mains en prière devant vous. Si vous pouvez, mettez vos talons au sol, sinon restez sur demi-pointes.

▶ Adapter la posture

Vous pouvez mettre un bloc sous vos fesses pour adapter la posture et y rester plus longuement. Vous pouvez aussi vous accroupir avec les jambes moins écartées, ce qui aura tout de même un excellent effet sur le transit.

▶ Contre-indications

Douleurs dans les hanches ou les genoux.

▶ Bienfaits

En sanskrit, « mala » signifie « guirlande », mais le terme « mal » signifie aussi excrément. Cette posture favorise le transit et la souplesse du périnée. Un périnée fonctionnel permet la continence, mais aussi la défécation et la miction. Il faut pour cela que le muscle soit tonique et souple à la fois. La posture accroupie est la posture physiologique pour exonérer les selles correctement sans pousser sur le périnée et en alignant la fin du côlon avec la sortie.

POSTURE DE LA CIGOGNE

▶ S'installer dans la posture

Commencez debout, les jambes écartées de la largeur du bassin, les jambes fléchies (plus ou moins selon votre ressenti).

Enroulez votre dos vers l'avant, doucement, vertèbre par vertèbre, et rapprochez votre tête du sol.

Vous pouvez poser les mains au sol ou attraper vos chevilles ou mollets à l'arrière de la jambe. Vous pouvez aussi attraper vos coudes et laisser le poids de votre tronc faire le travail en balançant le haut de votre corps de chaque côté. Vous devez ressentir un étirement léger et agréable de l'arrière de vos jambes et de votre dos.

Laissez votre tête tomber naturellement en regardant vers l'arrière sans pression sur vos cervicales.

▶ Bienfaits

Cette posture apaise le système nerveux (et donc le système nerveux entérique, qui contrôle le système digestif), étire la chaîne postérieure du corps, permet de se recentrer sur soi et de ressentir la détente dans son corps. L'afflux de sang dans la tête en fait une posture d'inversion douce qui permet de réoxygéner le cerveau.

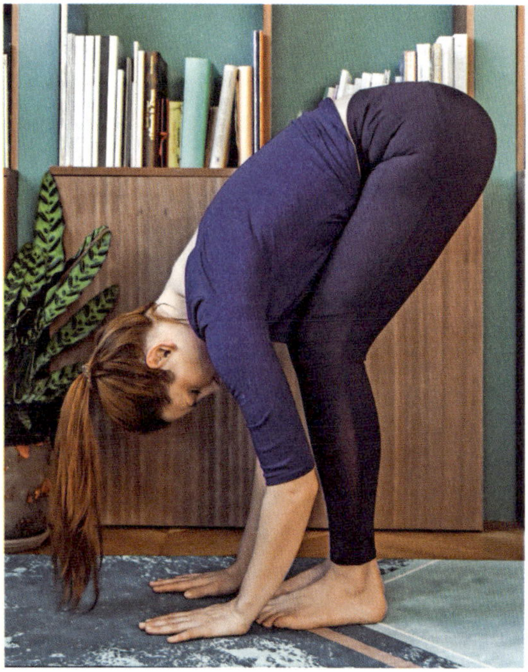

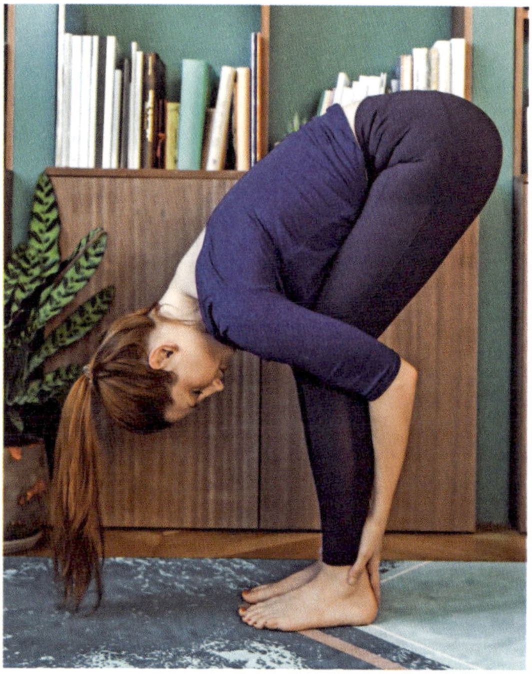

AVEC LES GENOUX PLIÉS

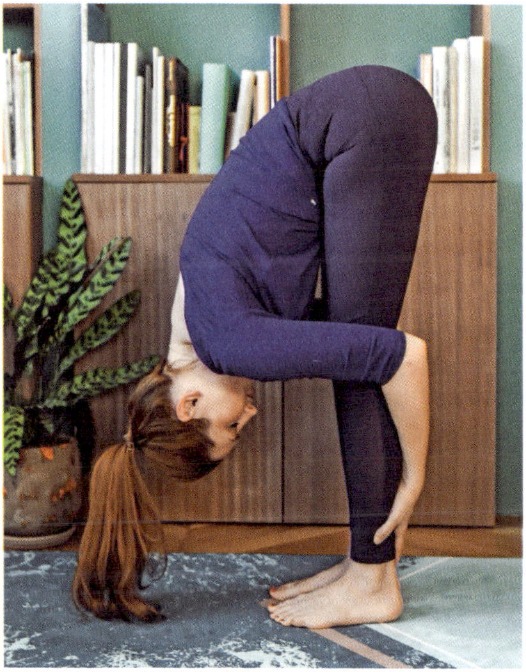

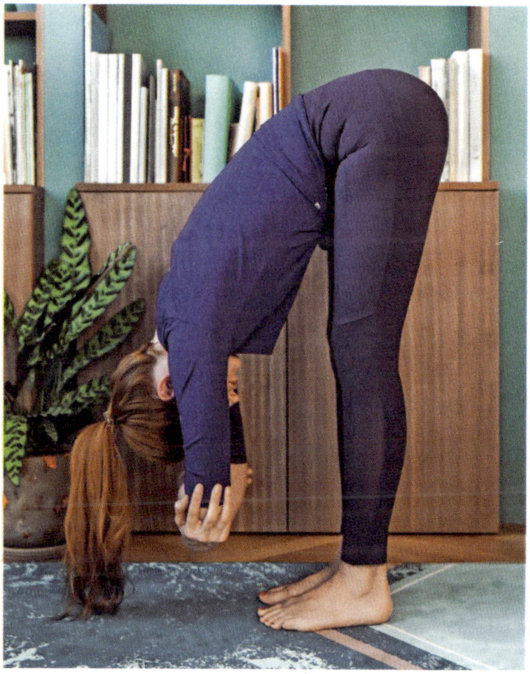

AVEC LES JAMBES TENDUES

POSTURE DES JAMBES CONTRE LE MUR

▶ S'installer dans la posture

Allongez-vous le dos contre le sol et les jambes en l'air contre un mur.

Vous pouvez installer un coussin ou un bolster sous vos lombaires.

Vous pouvez rester de longues minutes dans cette posture.

▶ Bienfaits

Cette posture est excellente pour récupérer de l'énergie, s'alléger et se détendre. Elle sera aussi indiquée en cas de difficultés circulatoires dans les jambes ou pour préserver son périnée. Vous pouvez par exemple l'inclure à votre routine du soir, en rentrant du travail, ou avant le coucher. Profitez de ce moment pour masser votre ventre et pour respirer pleinement.

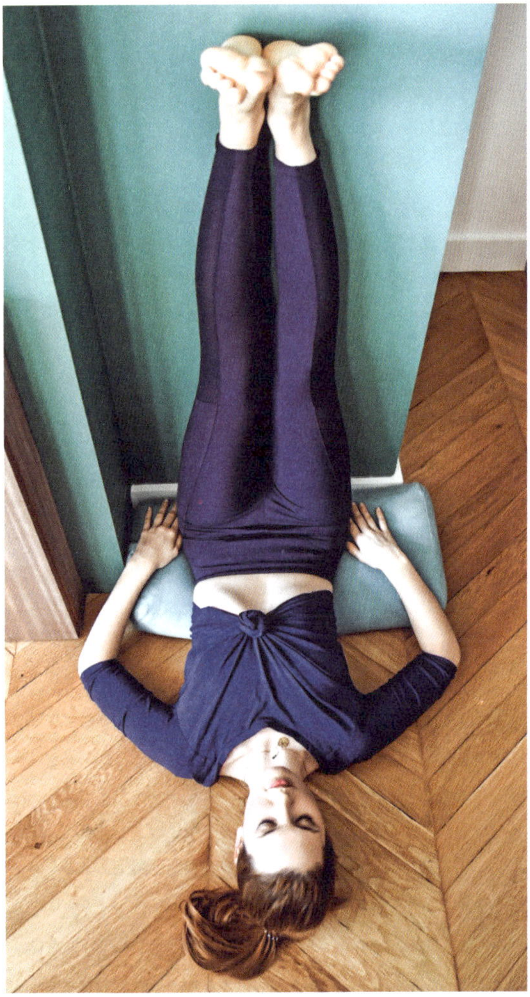

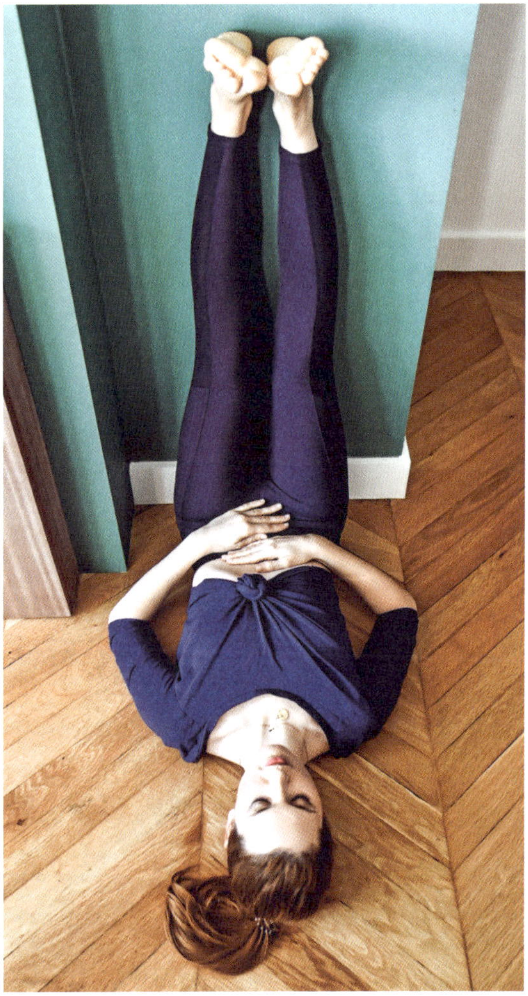

POINT NATURO : ***Irrigation du côlon***

L'irrigation du côlon est une technique d'hydrologie interne qui se réalise dans un cabinet : une machine envoie, par l'anus, de l'eau purifiée jusque dans le côlon (avec précaution, en adaptant la température, la vitesse et le volume d'eau introduit). Il procède à des massages pour aider les vieux déchets collés à la paroi ou coincés dans des recoins à être libérés avec les toxines qu'ils contiennent. La machine vide ensuite le côlon à travers un tube transparent afin que le praticien puisse interpréter ce qui sort : aliments mal digérés, parasites, déchets secs, toxines, selles (moulées, trop liquides ou trop dures...).

Cette technique peut être très efficace mais elle est à manier avec précaution. Il existe de nombreuses contre-indications. Il faut ensuite réensemencer son microbiote car il peut avoir été légèrement perturbé (bien qu'assaini) par l'irrigation.

Il existe deux autres techniques d'hygiène intestinale par l'hydrologie, qui sont millénaires et peuvent être pratiquées à la maison : la douche rectale et le lavement.

10 Techniques complémentaires pour soulager le ventre

▶ **Ostéopathie :** la manipulation du corps permet de redonner de la mobilité dans les parties bloquées. Elle travaille les fascias, qui impriment les traumas et les émotions.

▶ **Ostéopathie viscérale :** elle s'intéresse particulièrement au ventre, où beaucoup d'émotions restent bloquées.

▶ **Ostéopathie intrapelvienne :** elle consiste à travailler les adhérences à l'intérieur du bassin par un toucher vaginal ou rectal. Très utile en cas de coccyx fibrosé, d'infertilité ou d'endométriose.

▶ **Chiropraxie :** elle « reboote » la communication entre système nerveux central et système nerveux périphérique. Très bons résultats en cas de stress et de problèmes de mobilité du tube digestif.

▶ **Microkinésithérapie :** elle part du postulat que les chocs et traumas s'impriment dans le corps, et vise à libérer le blocage et l'émotion en redonnant de la mobilité.

▶ **Shiatsu et acupuncture :** technique traditionnelle chinoise qui permet de détecter un blocage énergétique et d'agir dessus grâce au shiatsu (massage) ou à l'acupuncture.

▶ **Reiki et énergétique :** technique énergétique japonaise, qui permet de repérer l'énergie bloquée et de la relancer en apposant les mains ou en les gardant au-dessus du corps.

Vous avez maintenant tout un tas d'outils concrets pour améliorer votre bien-être digestif et intestinal. Mais vous savez bien que, parfois, le problème ne se situe pas là, mais dans la sphère intime. Il est donc temps d'en parler, sans tabou, pour qu'être une femme ne soit pas un fardeau mais un cadeau. Ce sera l'objet de la quatrième partie, juste après les recettes.

Jus vert alcalinisant

Faites le plein de vitamines, de minéraux, d'oligo-éléments et de chlorophylle avec ce jus. Riche en légumes verts et en fruits peu sucrés, il sera idéal pour retrouver un bon équilibre acidobasique. Un jus par jour peut être très bénéfique pour votre santé (globale et intestinale), surtout si vous avez du mal à consommer des légumes crus lors de votre transition. C'est le moyen le plus adapté pour lutter contre la dénutrition (le manque de nutriments dû à l'alimentation moderne). Si vous mangez déjà beaucoup de cru, consommez des jus verts quand vous en ressentez le besoin.

Ingrédients pour 1 à 2 personnes

- 1 pomme
- 1 citron
- ½ concombre
- 2 branches de céleri
- 4 feuilles de chou kale
- 1 poignée d'épinards frais
- 8 branches de persil
- ⅓ de c. à c. de chlorelle (optionnel)

Rincer et couper tous vos ingrédients. Éplucher le citron.

Dans un extracteur de jus, faire passer les ingrédients en alternant les textures.

Une fois le jus réalisé, ajouter un peu de chlorelle en poudre et remuer.

Conseil

Consommez le jus sur l'instant car il s'oxyde très rapidement après extraction !

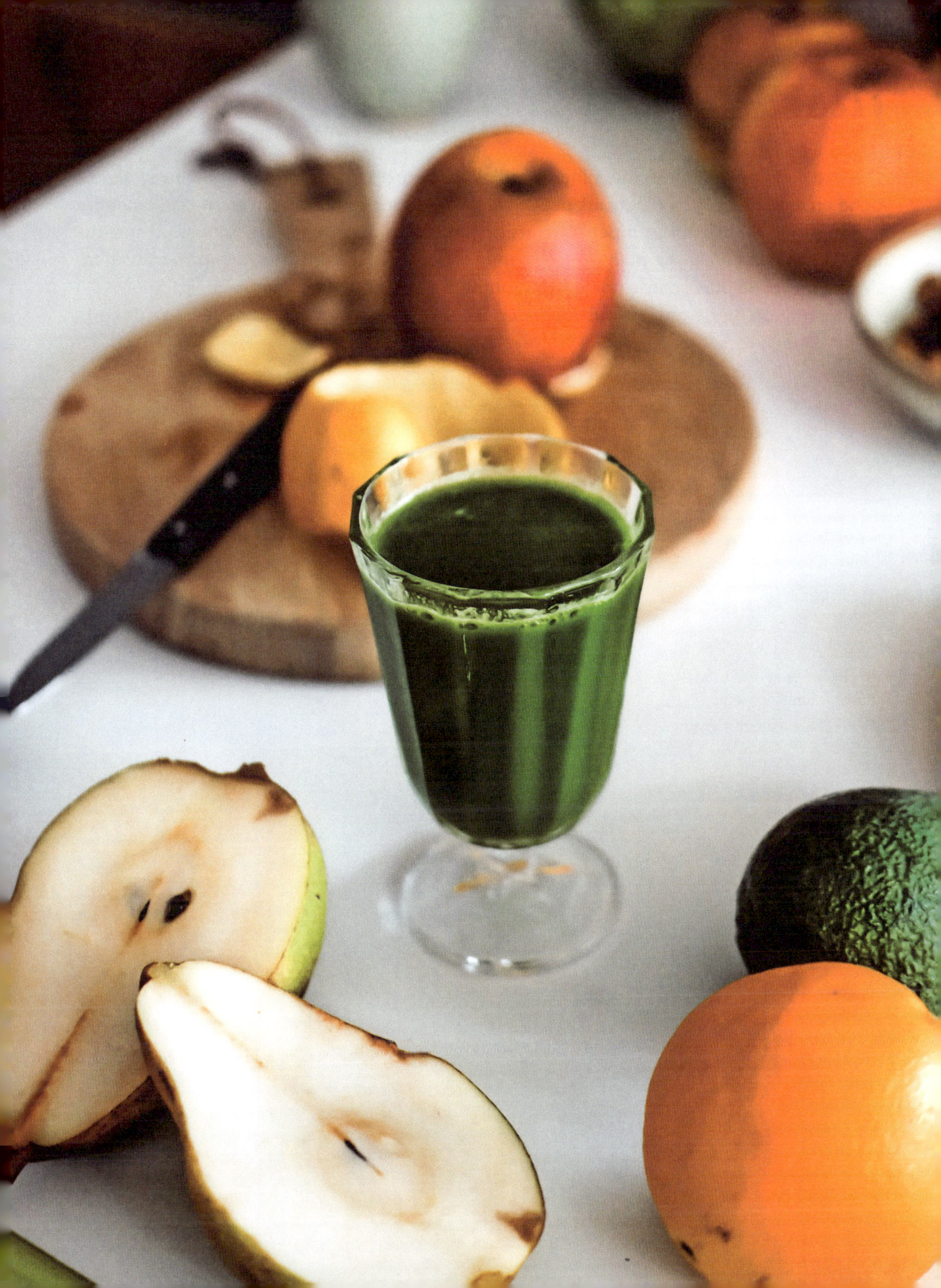

Green Salade

Une salade verte très originale et riche en vitalité ! Faite le plein de vert avec ce repas estival. À servir en entrée ou en plat. Les petits pois frais sont délicieux et riches en protéines. Les brocolis crus sont riches en vitamine C, en calcium et autres nutriments.

Ingrédients pour 2 à 4 personnes

- 500 g de petits pois frais avec cosses (soit 170 g écossés environ)
- ½ concombre
- 150 g de brocoli
- 5 feuilles de salade romaine
- ½ avocat
- 1 citron

Vinaigrette

- 5 c. à s. d'huile d'olive
- 3 c. à s. de vinaigre de cidre
- 1 c. à s. de purée de sésame (tahin)
- Sel, poivre

Rincer les légumes.

Écosser les petits pois frais.

Couper le concombre en demi-tranches.

Couper la salade et émincer grossièrement les fleurettes de brocoli.

Couper le demi-avocat en morceaux.

Mélanger tous les ingrédients dans un saladier et ajouter le jus de citron.

Préparer la vinaigrette et verser dans la salade.

Cette salade crue peut étonner mais c'est un vrai délice.

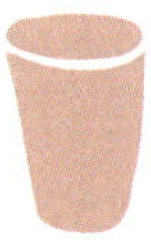

Conseil

Peur de passer au cru ? Vos intestins ne sont pas prêts ? Une cuisson vapeur légère pour le brocoli et les petits pois préservera un maximum de nutriments et vous rassurera le temps de renforcer votre flore intestinale.

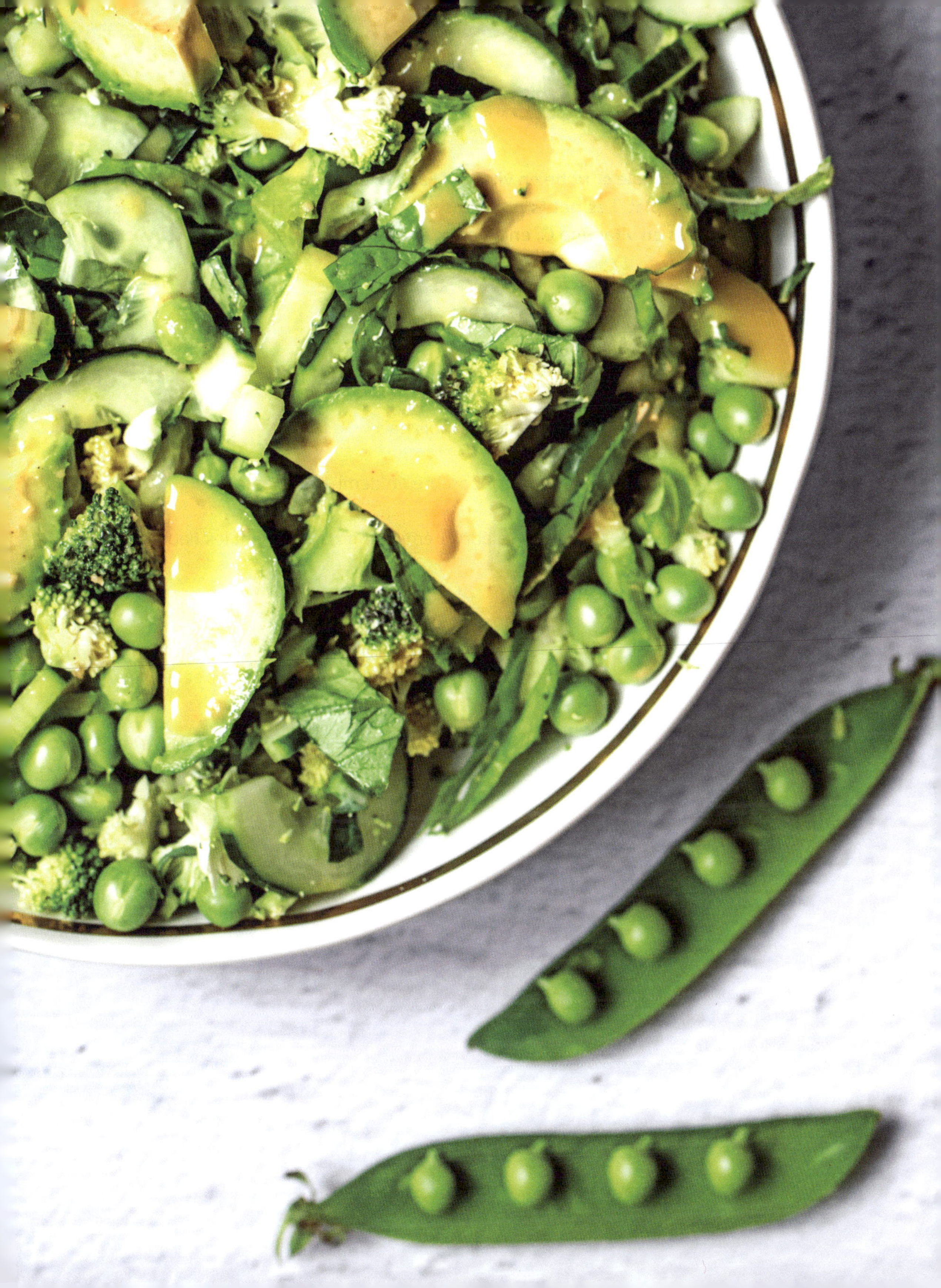

Houmous aux pois chiches germés

Lorsque vous faites germer une graine, celle-ci multiplie ses qualités nutritionnelles et devient également plus digeste. C'est un procédé qui apporte énormément en termes de santé. Les graines germées sont des bombes de nutriments. Avec ce houmous de pois chiches germé, vous allez vous régaler tout en faisant le plein de nutriments.

Ingrédients

- 150 g de pois chiches
- 5 c. à s. d'huile d'olive
- 1 citron
- 1 petite gousse d'ail
- 2 c. à c. de purée d'amande
- Sel, poivre

Précautions : Les graines germées doivent être réalisées avec un minimum de précaution d'hygiène pour éviter toute contamination. Ces précautions ne doivent pas vous faire peur et vous empêcher de réaliser des graines germées. Simplement, il faut être prudent, car les graines se développent dans un milieu tiède et humide et donc plus favorable aux petites bactéries. Assurez-vous que votre plan de travail, vos bocaux, vos mains et votre cuisine de manière générale sont bien propres.

Trempage : Placer les graines de pois chiches dans un grand volume d'eau filtrée pendant 18 heures. Les graines vont alors prégermer. Retirer l'eau de rinçage et rincer vos pois chiches.
Germination : Vos graines sont maintenant prégermées et rincées. S'équiper d'un germoir (acheté en magasin ou fait maison avec un bocal à confiture et une étamine). Placer les pois chiches au fond du bocal (1/4 du bocal environ). Fermer le bocal et le placer à l'horizontale tête inclinée vers le bas (les germoirs en magasin sont adaptés à cette fonction). Bien rincer les pois chiches 2 à 3 fois par jour (une fois le matin et une fois le soir) avec une eau filtrée pour qu'ils soient toujours humides dans le bocal (et pour éviter le développement de bactéries pathogènes). Répéter l'opération pendant 3 à 4 jours. Le bocal doit rester à température ambiante et dans un endroit plutôt sombre (je recouvre les miens d'un torchon car je n'ai pas de place dans mes placards, en laissant bien la grille à l'air libre). Rincer les pois chiches plusieurs fois à la fin avant de les utiliser.

Recette du houmous :
Dans un robot multifonction avec une lame en S, placer les pois chiches germés, l'huile d'olive, l'ail, le tahin, le citron, le sel et le poivre et mixer. Ajouter un peu d'eau filtrée au fur et à mesure car la texture du houmous germé est différente d'un houmous classique. Une fois que la texture vous convient, stopper le mixage. Déguster sur des crackers, dans un buddha bowl ou avec des crudités.

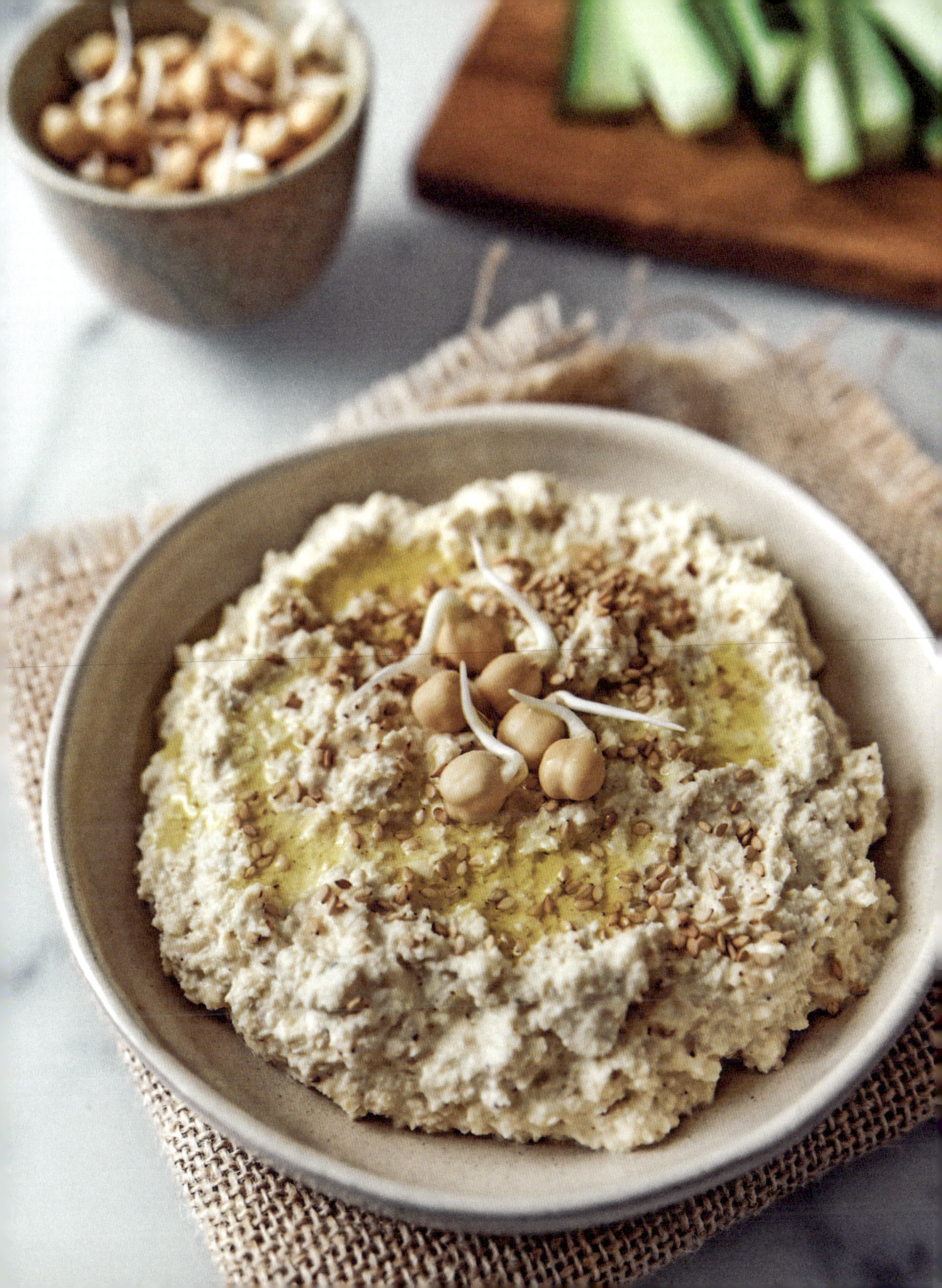

Muffins courgettes, curcuma et tomates séchées

Ces muffins sans gluten sont parfaits accompagnés d'une salade. Ils sont aussi faciles à emporter chez des amis. Coupés en 2 ou en 4, ils seront également divins pour un apéro healthy !

Ingrédients pour 8 muffins

- 2 œufs
- 2 carottes
- ½ petite courgette
- 5 tomates séchées
- 4 c. à s. d'huile d'olive
- 1 c. à s. de curcuma en poudre
- 80 g de farine de sarrasin
- 35 g de poudre d'amande
- 2 c. à c. de bicarbonate
- ½ c. à c. de sel
- 1 pincée de poivre
- Quelques graines de courge pour le topping

Préchauffer le four à 200 degrés.

Rincer les légumes et les éplucher si nécessaire.

Râper les carottes et la demi-courgette.

Dans un saladier, verser la farine, la poudre d'amande, le sel, le curcuma, le bicarbonate et le poivre. Mélanger le tout.

Ajouter les légumes râpés, l'huile et les œufs, puis mélanger à la fourchette pour obtenir une pâte lisse.

Couper les tomates séchées en petits morceaux et les ajouter à la pâte.

Couper de petits morceaux de papier cuisson pour tapisser les moules à muffins. Verser la pâte dans les moules. Ajouter quelques graines de courge sur le dessus.

Enfourner 20 minutes.

Conseil

Laisser les muffins tiédir avant de les manger. Ils se conservent plusieurs jours au réfrigérateur dans une boîte hermétique.

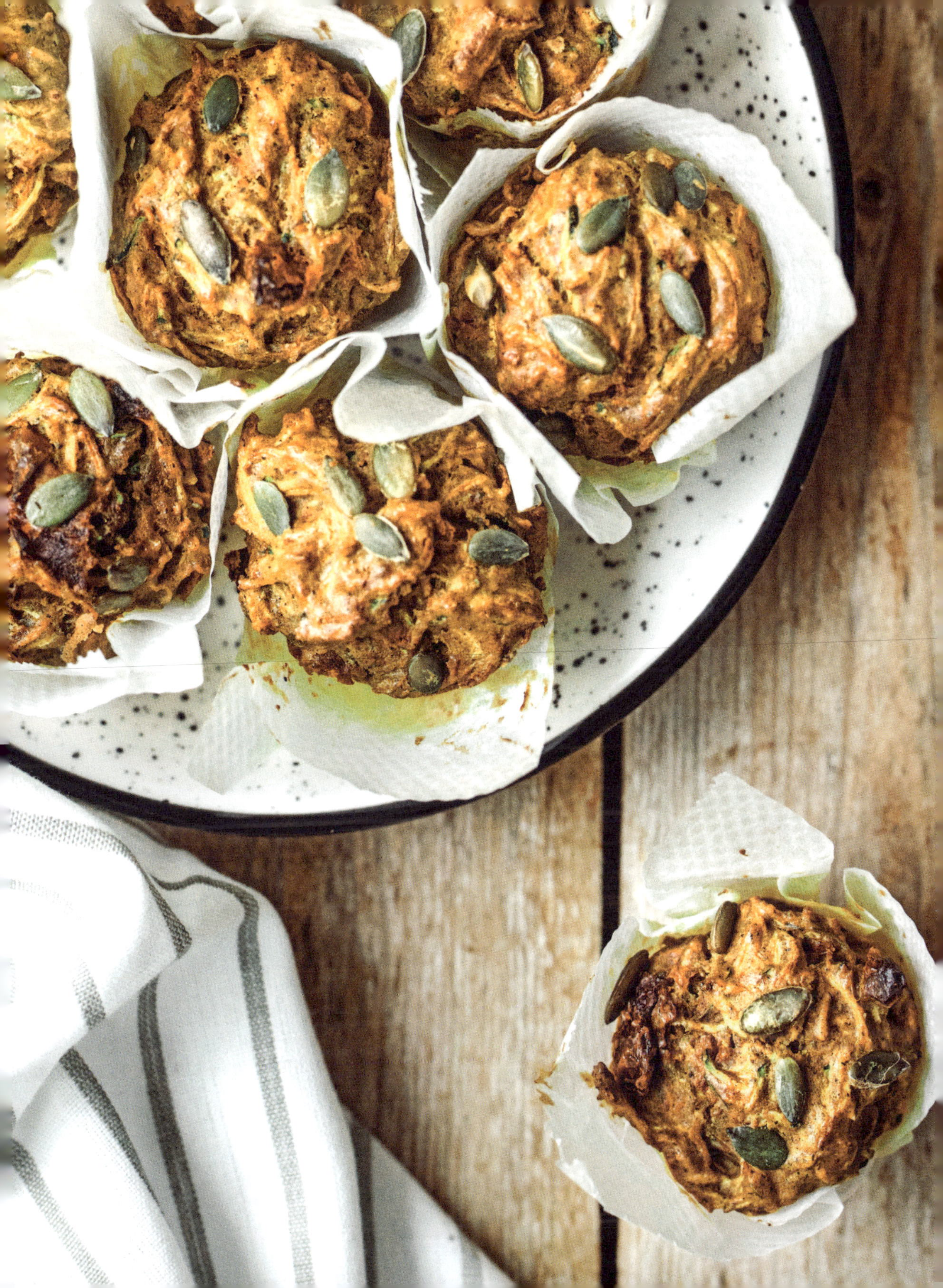

Crackers au sarrasin

Ces crackers sont très simples à réaliser et ne demandent que peu d'ingrédients. Ils sont sans gluten, possèdent un index glycémique bas et sont vraiment délicieux.

Ingrédients pour une trentaine de crackers

- 80 ml d'eau
- 100 g de farine de sarrasin
- 55 g d'huile d'olive
- 2 pincées de sel

Graines et herbes

- 10 g de graines de sésame
- 10 g de graines de pavot
- 10 g de graines de tournesol
- 10 g de graines de chia
- 20 g de graines de courge
- 1 c. à c. d'ail des ours en poudre

Préchauffer le four à 180 degrés.

Mélanger tous les ingrédients dans un saladier.

Déposer la pâte sur une feuille de papier cuisson.
Déposer une nouvelle feuille de papier cuisson sur le dessus et étaler avec un rouleau à pâtisserie pour obtenir une grande plaque fine. Glisser le tout sur une plaque allant au four.
Retirer doucement la feuille de papier cuisson supérieur.

Vous avez ensuite deux possibilités :
▶ Enfourner la plaque telle quelle pendant 20 minutes, sortir du four et laisser refroidir pour qu'elle durcisse. Casser des morceaux de crackers à la main.
▶ Avec un couteau, couper la pâte en réalisant de grandes lignes horizontales et verticales pour créer de grands rectangles puis enfourner 20 minutes. Après cuisson, laisser refroidir.

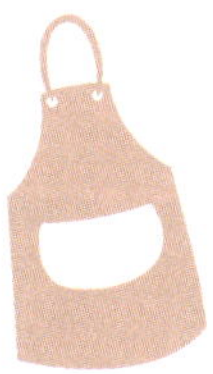

Conseil

Varier les herbes et les graines pour donner un goût différent à vos crackers.

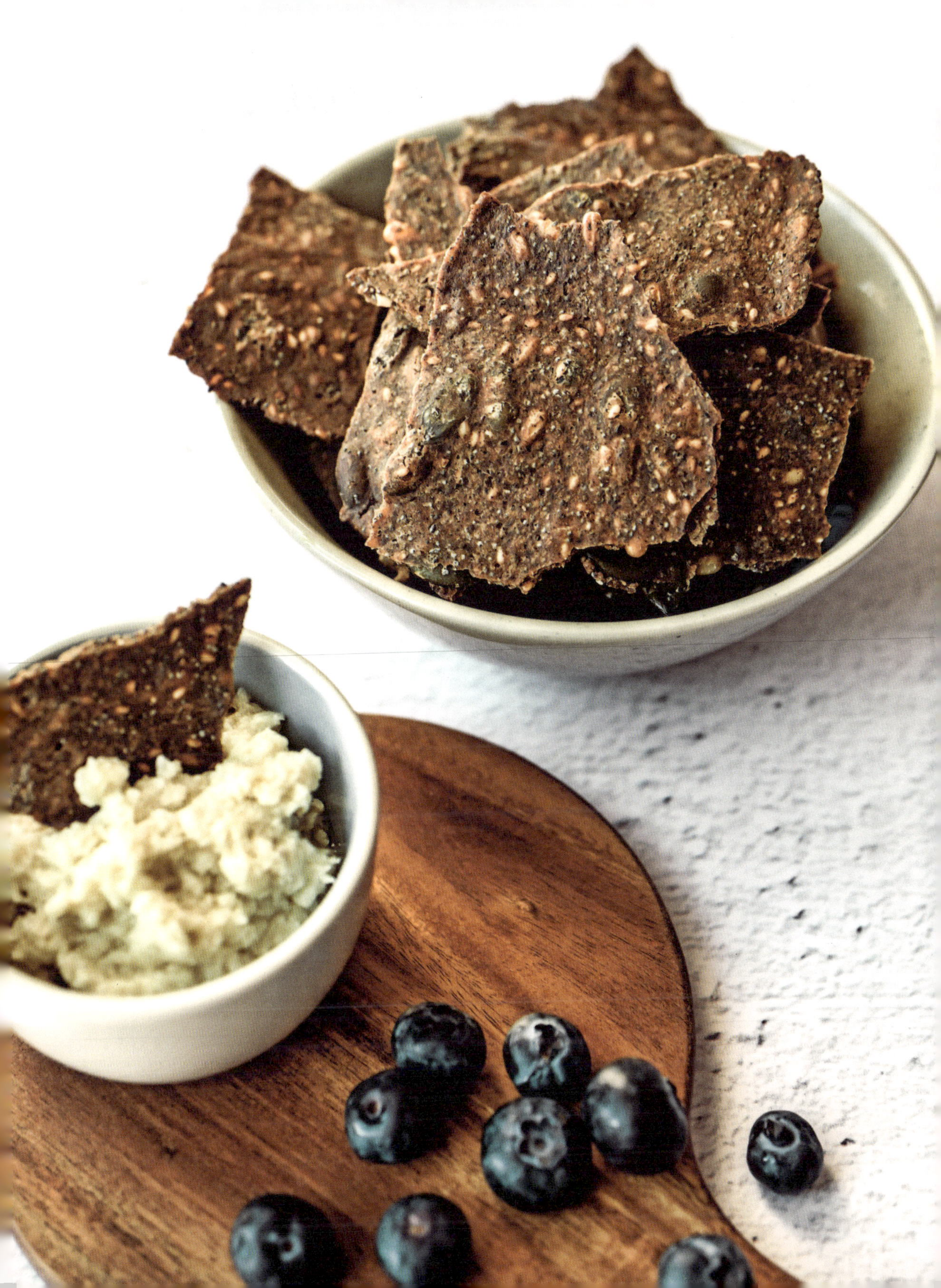

Lait de chanvre et de noix de cajou minute

Cette recette, rapide à réaliser, permet de consommer un lait végétal en quelques instants. Vous pouvez également faire cette recette en version plus longue, en faisant tremper vos fruits et graines, mais ce n'est pas indispensable !

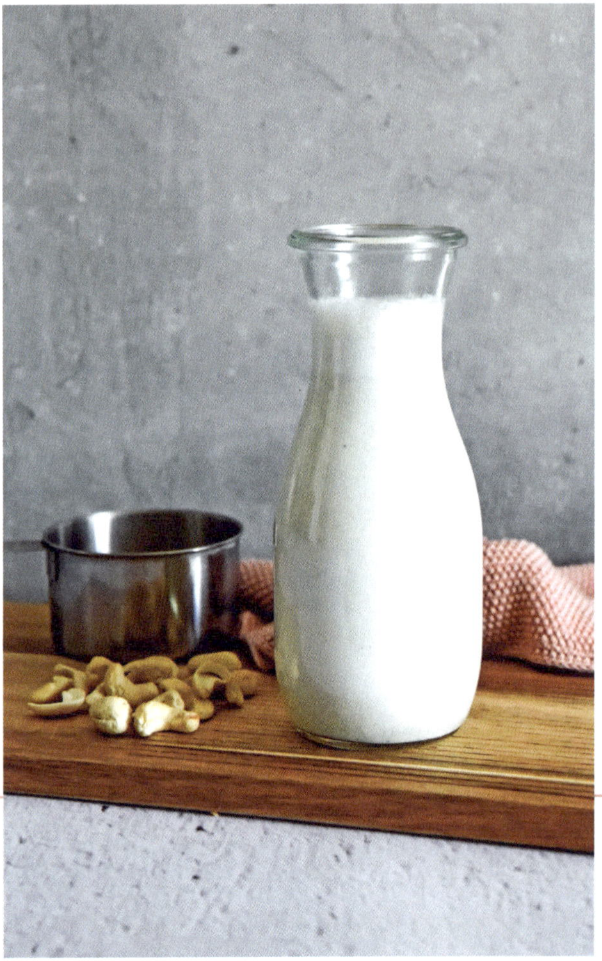

Ingrédients

- 500 ml d'eau filtrée
- 10 g de graines de chanvre
- 35 g de noix de cajou
- Les graines d'une demi-gousse de vanille ou un peu de cannelle (optionnel)

Mixer tous les ingrédients jusqu'à obtenir une consistance lisse. Pas besoin de filtrer avec cette recette (sauf si vous en avez envie), elle peut être consommée telle qu'elle. Utiliser le lait pour réaliser un smoothie, un porridge ou un délicieux latte.

Conseil

Se conserve 24 heures au réfrigérateur.
Bien remuer avant de consommer s'il reste au frais.

Légumes lactofermentés

La lactofermentation est une fermentation naturelle des fruits et légumes grâce à une bactérie présente dans ces derniers. Elle ne nécessite aucun ajout de bactéries. Les légumes lactofermentés sont riches en bonnes bactéries, sont très digestes et plus riches au niveau nutritionnel. Par exemple, le chou rouge contient jusqu'à 30 fois plus de vitamine C après lactofermentation. La lactofermentation ne peut se réaliser sans ajouts de sel (entre 2 et 5% du total du volume d'eau selon les légumes). Cette eau salée s'appelle la saumure.

Matériel et ingrédients nécessaires

• Des bocaux avec anneaux en caoutchouc type Le Parfait • Une balance • Du sel rose d'Himalaya (ou gros sel marin non traité) • Des feuilles de chou • Des légumes (au choix) • De l'eau filtrée (sans chlore) • Des épices (optionnel, pour parfumer)

Rincer et couper le légume de votre choix en petits morceaux. Mettre les morceaux dans le bocal en verre en laissant 5 cm de vide en haut du bocal. Verser l'eau filtrée dans le bocal pour recouvrir les légumes.

Placer un récipient vide sur la balance et faire la tare. Verser l'eau du bocal dans le récipient en maintenant les légumes dans le bocal pour ne récupérer que l'eau. Le poids de l'eau s'affiche en grammes sur votre balance. Pour connaître la quantité de sel à ajouter, vous devez multiplier le chiffre sur la balance par 0,02 pour les légumes durs (type chou-fleur, radis, carottes, betterave, etc.) ou par 0,05 pour les légumes plus doux (type concombre, poivrons, courgettes, etc.). C'est une étape importante : cela permettra de créer une saumure efficace et d'éviter les moisissures. Ajouter la bonne quantité de sel dans votre récipient. Remuer avec une cuillère en bois jusqu'à dissolution. Ajouter ensuite la saumure sur les légumes dans le bocal.

Lors de la fermentation, des gaz vont se libérer et pousser les légumes vers le haut. Il faudra donc un poids en haut du bocal, c'est là que nous utilisons quelques feuilles de chou. En plier 1 ou 2 et les placer en haut du bocal avant de le fermer hermétiquement avec le caoutchouc.

Les 2/3 premiers jours de fermentation, il vous sera peut-être nécessaire d'ouvrir une fois par jour votre bocal pour libérer les gaz. Si un peu d'eau sort de vos bocaux, c'est normal, mettez une petite assiette en dessous si besoin.

La fermentation commence en moyenne entre le 7e et le 10e jour, dès le 5e jour en cas de temps chaud. La fermentation est complète au bout de 3 semaines, pour un maximum de probiotiques et de vitamines. Le goût des légumes devient un peu aigre une fois la fermentation effectuée, n'hésitez pas à goûter. Une fois la fermentation terminée, il vous suffit de transférer le bocal de légumes dans votre frigo (vous pouvez retirer les feuilles de chou si les légumes restent dans la saumure). Ils se conserveront plusieurs mois au réfrigérateur. Ajouter les légumes lactofermentés en petite/moyenne quantités dans vos assiettes, sur vos tartines, dans vos sandwichs, etc.

Muffins aux pommes et myrtilles sans sucre

La compote de pommes est un ingrédient fabuleux pour sucrer une pâtisserie sans utiliser de sucre ajouté. Cela fonctionne très bien avec ces délicieux muffins aux pommes et aux myrtilles.

Ingrédients pour 6 muffins

- 1 pomme
- 80 g de myrtilles fraîches
- 200 g de compote de pommes sans sucre
- 60 g de farine de riz
- 60 g de poudre d'amande
- 1 œuf
- Les zestes d'un citron
- ½ c. à c. de bicarbonate

Préchauffer le four à 180 degrés.

Dans un saladier, mélanger la farine de riz, la poudre d'amande, le bicarbonate et le zeste de citron.

Dans un autre saladier, mélanger l'œuf avec la compote de pommes.

Verser petit à petit le mélange sec dans le mélange humide en remuant avec une maryse.

Rincer les fruits, couper la pomme en petits morceaux. Ajouter les morceaux de pomme et les myrtilles dans la pâte.

Verser dans 6 moules en silicone pour un démoulage optimal.

Enfourner 30 minutes. Vérifier la cuisson au fur et à mesure en piquant avec une lame de couteau. Quand celle-ci ressort propre, la cuisson est terminée.

Conseil

Vous pouvez également utiliser de la farine d'épeautre, très faible en gluten et plus digeste que le blé, si vous tolérez un peu de gluten dans votre alimentation. Ces muffins se conservent au réfrigérateur 3 à 4 jours et je les trouve encore meilleur après une nuit au frais.

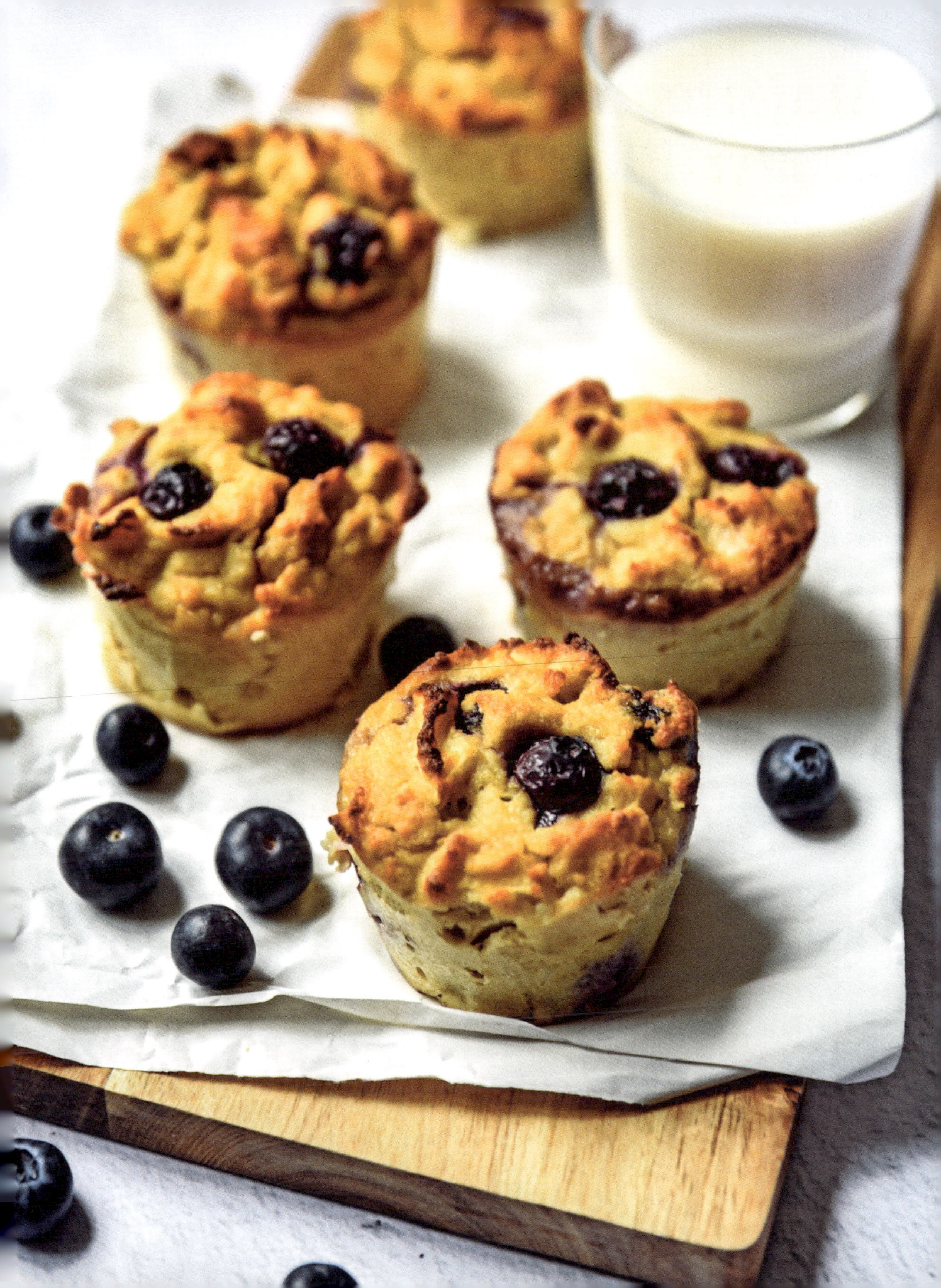

Assiette à partager

Cette recette n'en est pas vraiment une, mais une association de différents snacks bruts, faciles à partager en famille et riches en mâche, en fibres et en nutriments. Disposez cette assiette sur la table lors de la pause goûter et tout le monde picorera dedans avec grand plaisir. Les quantités sont à votre convenance, selon le nombre de personnes.

Ingrédients

- Olives
- Crackers sans gluten
- Abricots secs
- Tartare d'algues
- Fruits frais : myrtilles, pommes coupées, bananes, oranges en quartier, etc.
- Amandes

Composer une assiette qui donne envie en déposant fruits frais, fruits secs, crackers, tartare d'algues et olives sur un plateau ou une grande assiette. Manger le tartare d'algues (que vous trouverez facilement en magasin bio) avec les crackers. Vous pouvez également ajouter des légumes (selon la saison, céleri branche, radis noir, concombre, etc.).

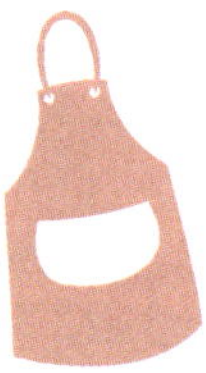

Conseil

Si vous voulez emporter un snack au travail (ou en extérieur), c'est idéal car il vous suffit de mettre plusieurs éléments dans une petite boîte (des quartiers de pomme, des amandes, quelques crackers, un légume ou même quelques fruits secs comme des abricots). Les œufs durs sont aussi une bonne option.

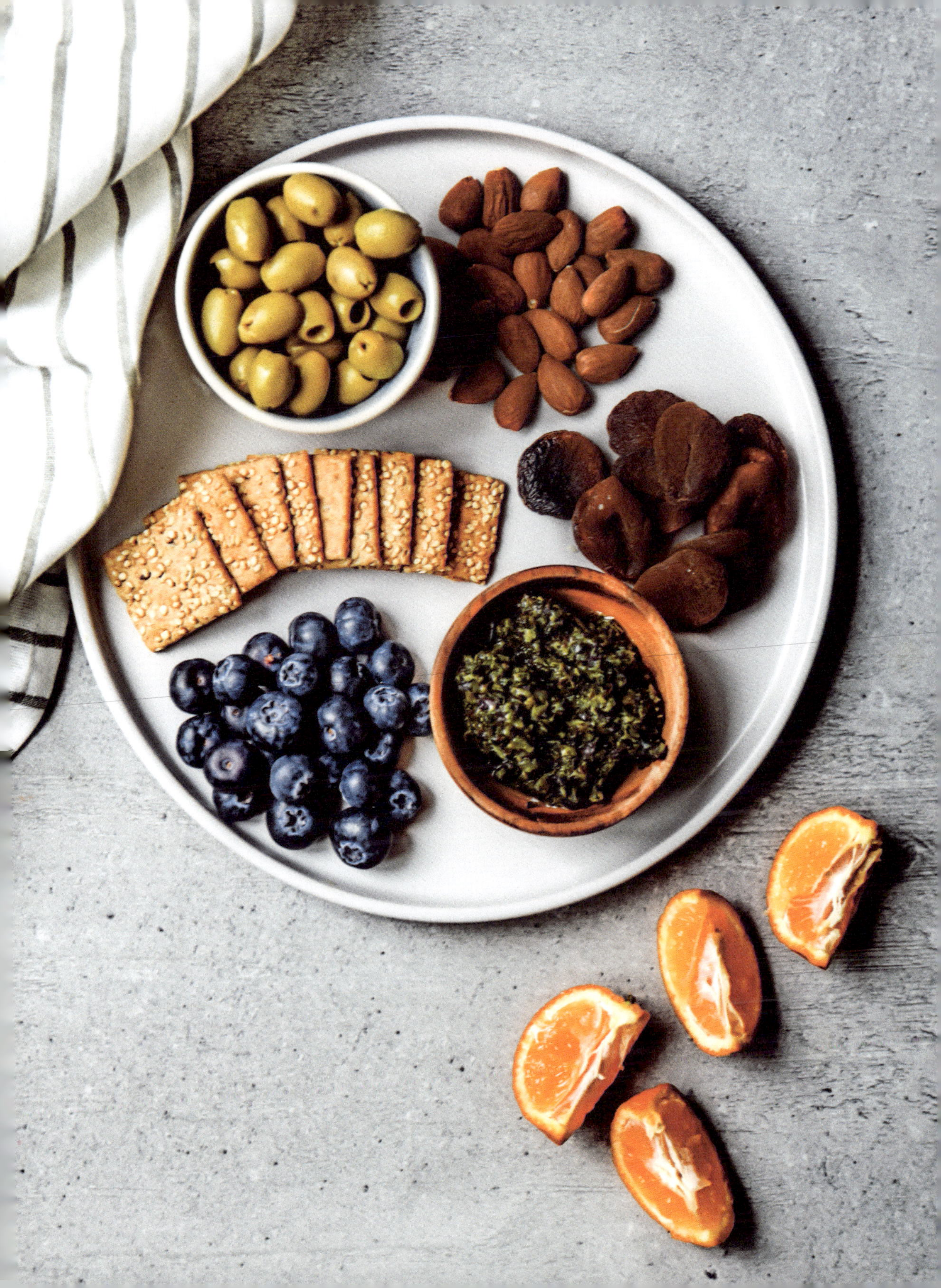

Le lait d'or

Cette boisson est l'une de mes indispensables en cas de maux de ventre. Elle calme très rapidement une inflammation et soulage une digestion compliquée. Le curcuma est un anti-inflammatoire puissant couplé au poivre noir. Le gingembre et la cannelle sont également très bons pour la digestion. J'adore boire le lait d'or le soir 1 heure après le repas. Vous pouvez consommer 3 tasses par jour (matin/midi/soir) en cas de digestion très douloureuse.

Ingrédients pour 1 personne

- 1 tasse de lait végétal de votre choix
- 1 cm de curcuma frais
- ½ c. à c. de gingembre en poudre (ou frais à râper)
- 1 c. à c. de cannelle en poudre
- 1 pincée de poivre noir
- 1 c. à c. de miel
- 1 c. à c. d'huile de coco

Faire chauffer une tasse de lait végétal sur feu moyen.

Nettoyer le curcuma frais, couper le morceau désiré et retirer la peau.

Le mettre dans un blender, ajouter les autres épices en poudre, le miel et l'huile de coco.

Ajouter le lait chaud et mixer jusqu'à obtenir une boisson lisse. Verser dans une tasse et déguster.

Conseil

Vous pouvez aussi utiliser du curcuma en poudre si vous n'avez pas de blender. Mais si vous en avez la possibilité, privilégiez le curcuma frais, il est plus agréable.

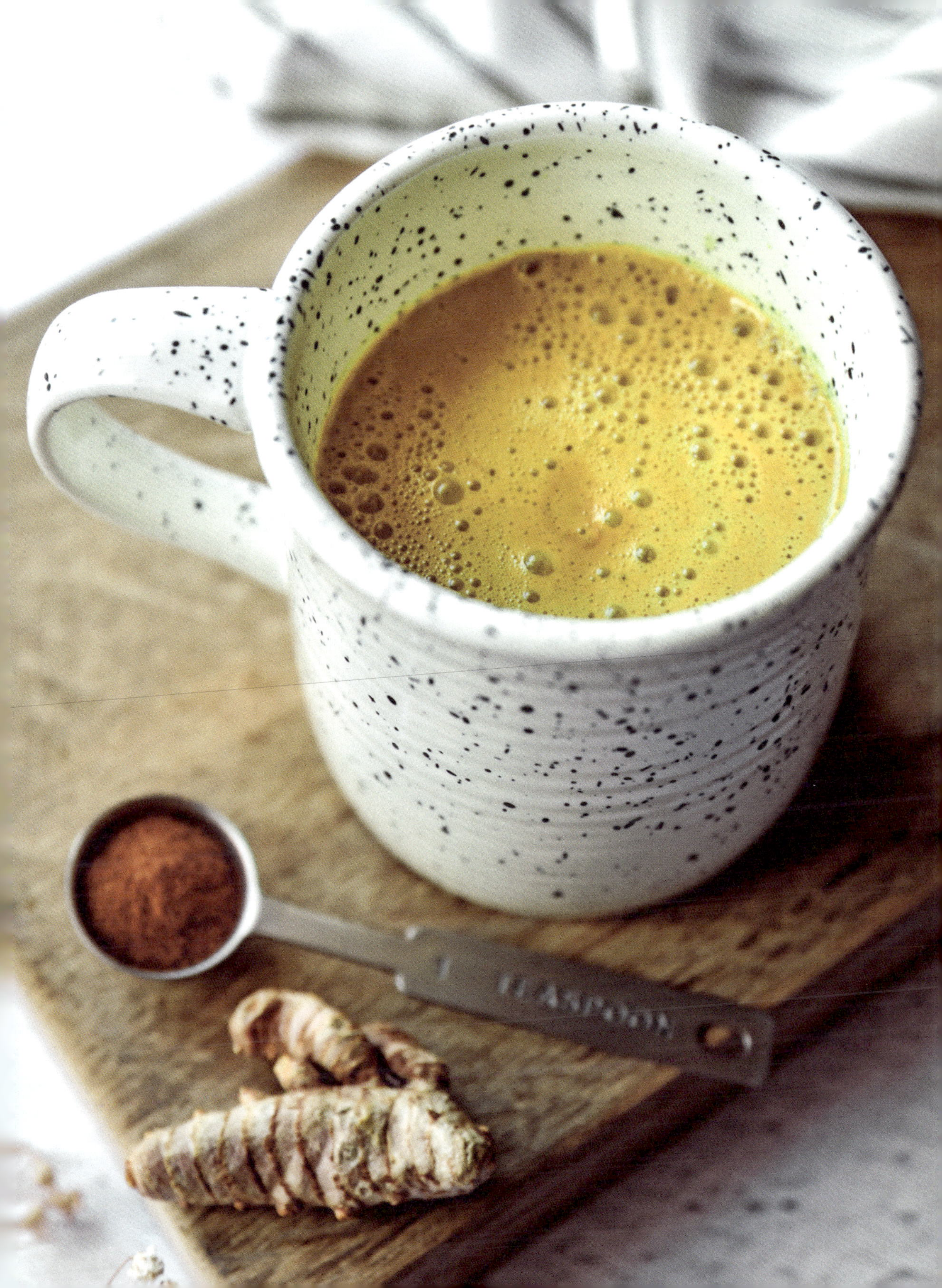

Energy bars

Les barres de céréales des supermarchés sont souvent saturées en sucre (sucre blanc, sirop de glucose, etc.) et autres additifs néfastes pour la santé. J'ai réalisé une recette de barres riches en protéines, sucre de fruits et bon gras pour que vous puissiez combler votre faim à tout moment de la journée, et particulièrement si vous avez réalisé une séance de sport dans la journée.

Ingrédients pour 8 barres

- 10 dattes fraîches ou dattes charnues (type Medjoul)
- 2 c. à s. bombées d'huile de coco
- 25 g de graines de chia
- 60 g de graines de courge
- 60 g de graines de chanvre
- 25 g de noix de coco râpée
- 1 c. à s. de tahin
- 4 c. à s. de flocons d'avoine

Rincer les dattes et les dénoyauter.

Dans un robot multifonction avec une lame en S, mixer grossièrement les graines de chia, de courge, de chanvre, la noix de coco et les flocons d'avoine. Réserver.

Mixer ensuite les dattes avec l'huile de coco et le tahin.

Dans un saladier, verser les deux préparations et travailler la pâte à la main.

Mettre une feuille de papier cuisson au fond d'un petit plat carré de 15 x 15 cm et verser la préparation. Bien la tasser dans le plat en appuyant fortement avec les mains.

Placer au frais pendant 3 heures minimum puis couper délicatement la pâte pour former des barres.

Se conserve au frais 1 semaine.

Conseil

Vous pouvez utiliser d'autres graines pour cette recette comme les graines de lin, de tournesol ou de sésame. Utilisez ce que vous avez dans vos placards !

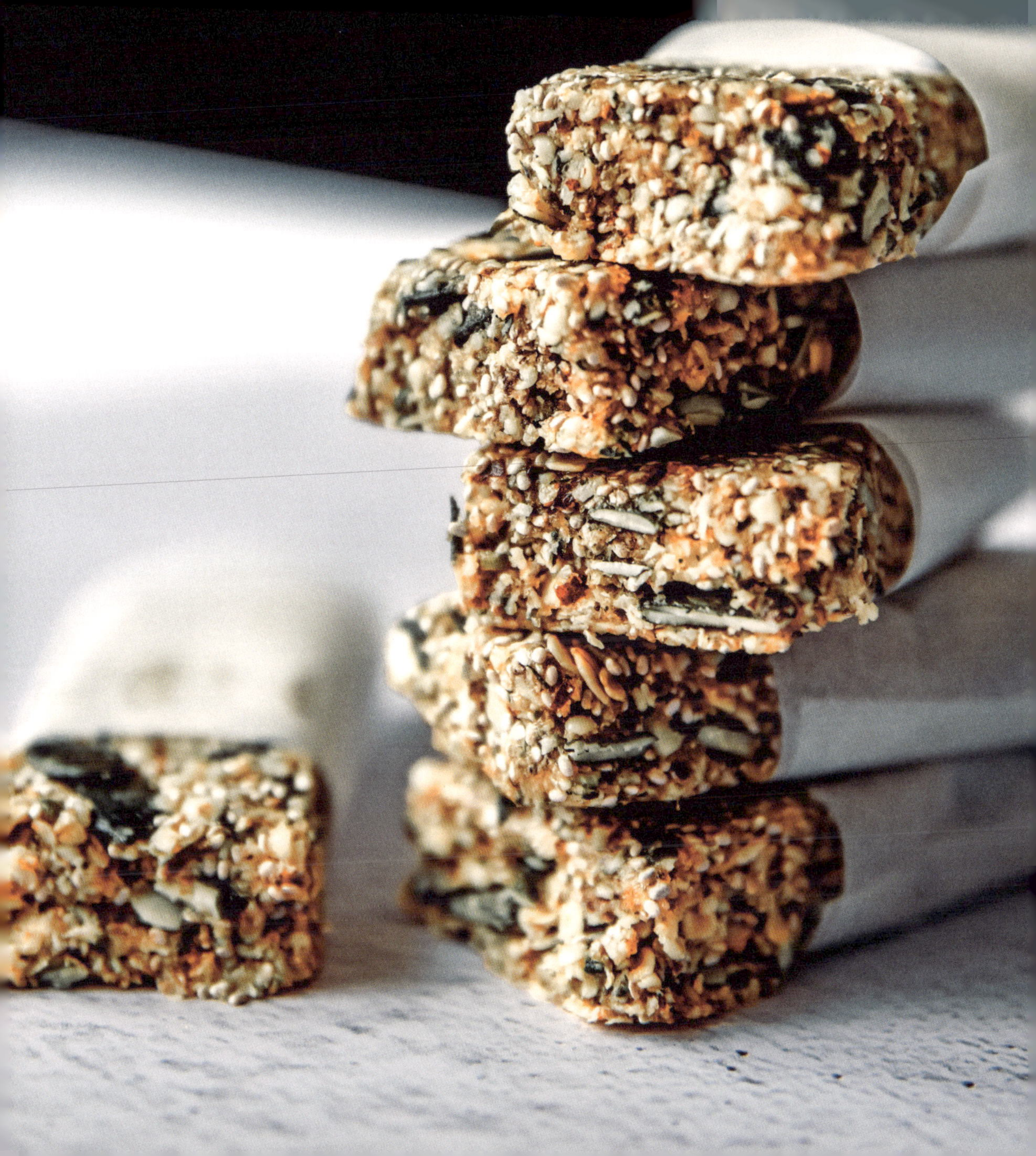

PARTIE 4

Le ventre féminin

Le ventre féminin, bien plus que les intestins !

N.B. Nous parlerons de l'anatomie de la plupart des femmes, mais nous pensons aussi aux femmes qui ont dû subir une hystérectomie ou une ablation des seins pour des raisons médicales. Loin de nous l'idée qu'être femme va forcément avec un utérus et des seins. Être femme ne se résume pas à une anatomie.

Si l'on demande à une femme si les douleurs qu'elle peut ressentir au niveau du ventre sont toujours liées à la sphère digestive, elle vous répondra certainement que non. L'abdomen de la femme contient, en plus du système digestif, son système reproductif avec vagin, utérus, ovaires et trompes. Il contient aussi une vessie qui par son anatomie est davantage exposée aux troubles que la vessie des hommes. Son périnée est également plus sujet au relâchement et aux tensions que celui des hommes (car oui, les hommes ont un périnée, et il peut leur être très utile aussi de s'en occuper). Et puis la grossesse et l'accouchement peuvent aussi avoir une incidence sur cette zone du corps, de manière provisoire ou plus durable.

Nous pouvons aussi ressentir des douleurs dans la sphère digestive ou gynécologique sans que la cause du problème se trouve à l'endroit de la douleur, parce que tous les organes de notre abdomen sont entourés, reliés et soutenus par une grande membrane conjonctive que l'on appelle le péritoine. Une tension, une adhérence, un traumatisme en un point précis peut engendrer, par un effet domino, une douleur à l'autre bout de l'abdomen. De nombreux ligaments s'insèrent aussi entre les vertèbres et les os du bassin, si bien qu'une douleur au dos peut provenir d'un déséquilibre dans le bassin, ou vice versa. Et comme on ne saurait non plus extraire notre abdomen de notre corps tout entier, il est aussi tout à fait possible qu'une tension ou un manque de mobilité au niveau cervical (ou ailleurs) ait une répercussion dans notre sphère intime.

Il faut encore une fois se mettre dans la peau d'un détective et partir à la recherche de la ou des causes premières des troubles que nous rencontrons.

1 Douleur, souffrance et résignation, un destin féminin ?

La douleur est un ressenti physique, interprété ensuite par le cerveau (ou l'esprit), qui influe énormément sur la façon dont on va le vivre.

Nous avons toutes un corps et des sensations, c'est-à-dire des influx nerveux qui partent de notre corps pour aller jusqu'au cerveau, mais notre culture façonne notre vision de la réalité. Nous interprétons donc les choses différemment. Finalement, la « souffrance » est une notion abstraite, soumise à des transformations, et qui dépend de tout un tas de facteurs, sociaux, culturels, politiques, historiques...

Ainsi, les femmes des pays anglo-saxons accouchent en majorité en maison de naissance, sans péridurale. Elles ne sont pourtant pas différentes des femmes des pays latins, d'un point de vue physiologique (en tout cas, une différence génétique n'est pas prouvée). Elles ne sont donc pas moins « douillettes ». Leur corps leur envoie les mêmes signaux lors des contractions. Mais manifestement, si elles peuvent ressentir de l'intensité ou même de la douleur, elles ressentent beaucoup moins de « souffrance ».

Il semblerait que l'image de la Vierge, mère de Jésus, symbole de sacrifice et de souffrance, soit moins prépondérante dans l'imaginaire collectif des pays d'origine protestante. Il se pourrait que les femmes se préparent moins, toute leur vie durant, à souffrir... et donc qu'elles souffrent moins.

Il faut être très vigilant avec les images que l'on transmet à nos filles et sœurs et à ce que l'on considère comme « normal ». Par exemple, certaines sages-femmes excluent complètement de leur vocabulaire le terme de « contractions » qui est relié à des idées négatives : tension, spasme, fermeture, rétraction, limitation, souffrance... Elles préfèrent utiliser des termes plus positifs : intensité, vague, puissance, sensation, avancée du bébé, force...

Lorsque l'on garde à l'esprit que le corps envoie des signaux au cerveau pour lui signifier quelque chose, on comprend qu'il n'est pas normal de souffrir sans cesse. La femme n'a pas commis une faute originelle qui la condamnerait à la souffrance.

Si une femme ressent intensément les contractions, c'est pour lui indiquer qu'elle a besoin de se mettre dans un petit coin en sécurité, d'arrêter de travailler, pour accueillir son bébé dans les meilleures conditions.

Si elle souffre tous les mois pendant ses règles, ce n'est pas normal, il faut rechercher la cause et faire des changements (dans son corps mais aussi dans son esprit).

Lorsqu'on s'attend à l'avance à avoir mal, alors on se tend, on se crispe, on se focalise sur cette sensation qui grandit et que l'on veut repousser. On ne peut pas en « profiter » pour écouter le message, pour changer, pour avancer. On n'utilise pas la sensation à bon escient. On reste enfermée dans la souffrance.

Voyez votre corps comme votre allié, écoutez-le et refusez de souffrir ! Allez demander de l'aide si c'est le cas car, non, ce n'est pas normal de souffrir.

Si l'on regarde un dessin de l'anatomie d'une femme par en dessous, nous pourrons observer plusieurs entrées (ou sorties), plusieurs « grottes » :

- L'**urètre** (petit tuyau), qui mène vers la **vessie** (organe de réserve de l'urine), qui mène vers l'**uretère** (petit tuyau), qui mène vers les **reins** (organe de filtration du sang en urine).

▶ La **vulve**, l'entrée du **vagin** (canal de naissance et de pénétration), qui mène vers le **col de l'utérus** et vers l'**utérus**, avec ses deux **trompes** et ses **ovaires**.

▶ L'**anus** qui mène vers le **rectum** et vers le **côlon** (nous avons déjà évoqué cette zone dans les premières parties du livre).

❷ La vessie

• ANATOMIE

L'urètre, qui mène à la vessie, ce petit tuyau qui nous permet d'uriner, est très court chez la femme, ce qui donne la possibilité aux bactéries de remonter assez aisément le toboggan et d'infecter notre vessie, provoquant une cystite ou infection urinaire.

• LUTTER CONTRE LES TROUBLES AU NIVEAU ÉMOTIONNEL

Quand on est sujette à des troubles dans la zone de la vessie, il peut être intéressant de se demander ce qu'il se joue au niveau émotionnel. Est-ce que l'on se sent envahie ? Est-ce que l'on a du mal à défendre son territoire ou à avoir « une chambre à soi », pour re-

POINT : ***Attention aux mots/maux***

La sphère intime est une zone de notre corps très peu explorée par nous-même. Comme on n'en parle pas, c'est un peu comme si elle n'existait pas. Qui a déjà regardé sa vulve ? Qui sait dire à quel moment de son cycle elle en est, rien qu'en mettant les doigts dans son vagin ? Qui sait à quoi ressemble le col de l'utérus ? Qui connaît et maîtrise son périnée ?

Il est important de nommer les choses positivement et de ne pas en avoir honte. Ina May Gaskin, célèbre sage-femme américaine, disait à propos de l'utérus : « Si les hommes avaient un tel organe, ils s'en vanteraient. »

Parlez de votre « vulve », de votre mont de Vénus, de vos lèvres, du capuchon de votre clitoris. Parlez de votre nerf sacré (« sacrum ») et non du nerf « honteux » comme on l'appelle encore parfois. Parlez de votre chakra « racine » qui vous permet de trouver de la force, de la stabilité mais également de trouver refuge et intériorité.

Je vous recommande de participer à des cercles de femmes, des tentes rouges, à des séances de bénédiction de l'utérus... Vous pouvez vous offrir une cérémonie de rebozo (du nom du châle mexicain qui permet de prendre soin du corps et des émotions de la femme). Vous pouvez aussi regarder le projet Beautiful Cervix (www.beautifulcervix.com) pour y voir des photos de col de l'utérus, et enfin comprendre ce que voit votre gynécologue au bout du spéculum. Vous pouvez aussi regarder l'épisode 3 de *Goop Lab* sur Netflix pour tout connaître sur votre vulve et comment elle peut vous procurer du plaisir.

▶ ASTUCES NATURO ***anticystites***

• Boire suffisamment en prévention, pour vidanger régulièrement la vessie.

• Aller uriner après un rapport sexuel (pour faire redescendre rapidement les bactéries qui auraient pu remonter dans l'urètre pendant les ébats).

• Prendre soin de son microbiote de manière générale, car les microbiotes vésicaux, vaginaux et digestifs coopèrent et communiquent.

• Si le problème persiste : penser aux huiles essentielles (Pranarôm Oleocaps pour les voies urinaires en interne, mais attention aux contre-indications).

• Boire du jus de cranberry ou prendre des gélules de cranberry (la cranberry empêche les bactéries de s'attacher à la muqueuse).

• Ne pas jouer au « stop pipi », exercice qui consiste à s'arrêter d'uriner en plein milieu d'une miction (action de faire pipi). Cette technique a parfois été recommandée comme moyen de rééduquer son périnée. En fait, elle peut causer des cystites (l'urine est imparfaitement évacuée et risque de remonter dans l'urètre). Elle peut aussi mener à une désynchronisation ou une excitabilité du nerf qui gère l'ouverture du sphincter de la vessie, ce qui peut causer des incontinences et des urgenturies malgré un périnée tonique. Ce serait dommage d'avoir des fuites !

• Dans tous les cas, prenez conseil auprès de votre médecin qui pourra vous proposer un désinfectant des voies urinaires ou un traitement antibiotique. Il faudra ensuite, et rapidement, refaire sa flore à l'aide de probiotiques et revoir son hygiène de vie pour que ces cystites ne deviennent pas chroniques. Ne laissez pas la situation s'amplifier et consultez un médecin en urgence si vous avez de la fièvre ou des douleurs dans le dos : l'infection pourrait être remontée jusqu'aux reins.

prendre l'expression de Virginia Woolf, c'est-à-dire un espace intime, réel ou imaginaire, de liberté, de créativité, de possibilités, de rêves, de fantasmes, de recentrage, d'écoute intérieure... ? On peut se pencher sur sa lignée : est-ce que les femmes de notre famille, nos aïeules, se sont senties envahies ou non entendues, non respectées... ?

Sachez aussi que certains troubles peuvent être transmis de manière héréditaire au niveau anatomique (une vessie qui a tendance à descendre et donc à mal se vider, ou encore un urètre particulièrement court) mais aussi au niveau émotionnel (par loyauté inconsciente : si nos mères et nos grands-mères ont souffert, on se doit de souffrir nous aussi).

❸ La vulve et le vagin

• ANATOMIE

La vulve est la partie externe et visible du système reproducteur (mais aussi l'organe du

plaisir). Elle comprend les grandes et les petites lèvres, le capuchon du clitoris, le clitoris et l'entrée du vagin.
Il y a ensuite le vagin, ou canal de naissance, qui n'est pas un trou mais deux parois normalement collées, qui peuvent s'écarter pour laisser passer ce qui doit passer : un bébé, le sexe de son partenaire, un tampon, un pessaire, etc. Le spéculum du gynécologue permet d'écarter ses parois pour voir le col de l'utérus tout au fond.

• VAGINISME

C'est un spasme involontaire du vagin qui rend très difficile, voire impossible la détente de celui-ci pour laisser entrer le sexe de son partenaire, un spéculum de gynécologue ou même un tampon.
Il peut être utile d'apprendre à connaître, seule, cette zone pour l'aider à se détendre. Bien souvent, l'aide d'un thérapeute (par exemple un sexothérapeute) est nécessaire pour comprendre pourquoi le corps a mis en place ce mécanisme de défense, de fermeture. Des techniques comme l'hypnose, la sophrologie, la PNL et l'EFT peuvent aussi beaucoup aider.

• VAGINITE, VULVITE ET MYCOSE

La **vaginite** est une inflammation de la paroi du vagin qui peut être très douloureuse.
La **vulvite** est une inflammation de la vulve (la partie extérieure du sexe de la femme).
Les **mycoses** sont dues à un dérèglement de la flore vaginale. Certaines levures (le plus souvent le candida albicans) prennent le dessus sur les autres, prolifèrent et causent irritations, démangeaisons, inflammation (et donc vaginite et vulvite), gonflement, gêne et parfois même fissures dans la muqueuse. Une simple douche peut alors devenir douloureuse et le moindre rapport sexuel impossible.

La vaginite et la mycose vont très souvent de pair (comme un dérèglement de la flore intestinale va souvent de pair avec une inflammation de la muqueuse et une barrière poreuse).

Quelques pistes sont possibles pour améliorer ces symptômes et même s'en débarrasser :
▶ Utilisation d'huile de coco et d'huile essentielle de tea-tree, toutes les deux antibactériennes.
▶ Utilisation d'EPP ou extrait de pépins de pamplemousse en interne (15 gouttes 3 fois par jour dans un verre d'eau) et en local (quelques gouttes diluées dans une cuillère à café d'huile de coco).
▶ Régime à IG bas ou sans sucres du tout (pour une première phase d'attaque car le candida albicans se nourrit de sucres ! Il faut donc parfois l'affamer complètement pour s'en sortir, et ça peut prendre du temps !).
▶ Utilisation de probiotiques par voie orale et par voie vaginale (de préférence à distance de l'utilisation de l'huile essentielle).
▶ Régime anti-inflammatoire : on arrête les produits laitiers, le gluten, on augmente les oméga 3, on limite les céréales, on prend de la vitamine D.

Si tout ça ne fonctionne pas, il pourrait être utile de demander à votre médecin une vérification de votre glycémie car un sang trop

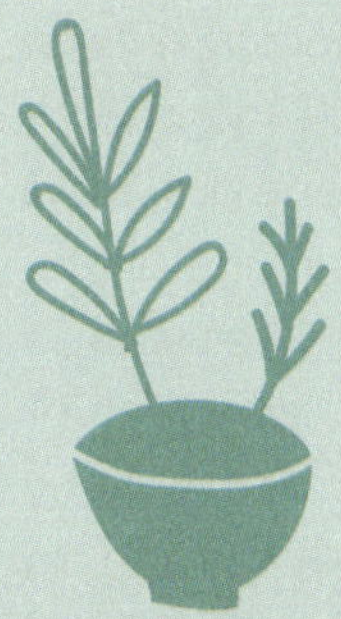

POINT NATURO : ***Mycose***

Attention aux traitements antibiotiques ou antimycosiques (en oral ou en local) qui soulagent rapidement les symptômes en éradiquant les bactéries et champignons (bons ou mauvais) mais qui laissent ensuite le champ libre aux « vilaines » bactéries. On tombe alors rapidement dans une mycose ou une dysbiose chronique, qui peuvent empirer vers des inflammations chroniques.
Attention aussi au piège des savons intimes ! La vulve peut être nettoyée à l'eau savonneuse (un savon saponifié à froid avec quelques ingrédients de base, sans parfums et sans substances irritantes ou allergisantes). Pas besoin d'aller nettoyer en interne ! Les « savons intimes » modifient bien souvent le pH de la zone, soulagent sur le moment, mais dérèglent ensuite le microbiote. On ne s'en sort jamais...
Attention à faire bien attention aux vêtements que l'on porte : des sous-vêtements en coton non traité, et on évite les collants et les vêtements serrés. On laisse respirer sa vulve la nuit, sans culotte !
On peut aussi tenter l'astuce des bains dérivatifs, qui sont très intéressants pour drainer la zone pelvienne. De plus, le froid va soulager l'inflammation et les démangeaisons ! (Voir p. 155.)

« sucré » peut nourrir les levures qui provoquent les mycoses. Ce qui peut augmenter la glycémie : un diabète ou une grossesse.

On peut aussi travailler de manière énergétique et en symbolique du corps en se demandant pourquoi on aurait besoin de ce symptôme. Car même s'il nous embête, il faut se rappeler que le symptôme est un moyen pour le corps de trouver une solution. À quoi sert le problème ?

Par exemple : pas envie d'avoir des relations sexuelles, problème de territoire, une intimité dérangée, un sang sucré pour gérer un stress et faire face, un besoin de protection, une réaction à une agression (même temporairement lointaine), une difficulté à assumer sa féminité, une loyauté familiale...

4 Utérus, ovaires et trompes

• ANATOMIE

Le col de l'utérus ressemble à un donut. On peut le sentir (plus ou moins facilement selon le moment du cycle) en mettant ses doigts au fond du vagin. C'est la partie basse de l'utérus, qui va permettre l'écoulement des règles, mais aussi le passage du bébé lorsqu'il sera complètement dilaté pour laisser une ouverture de dix centimètres de diamètre. Impressionnant, non ?
On trouve ensuite l'utérus, avec son corps et son sommet. Puis les ovaires, de chaque côté de l'utérus, qui contiennent tous les ovules (ou gamètes, qui contiennent le patrimoine génétique) de la femme dès sa naissance (et même avant, pendant la grossesse).

▶ ASTUCE RAPIDE
pour soulager une mycose

Si vous n'avez rien sous la main, mettre du yaourt nature sur la vulve et même en interne dans le vagin. Le frais apaise, et les bactéries contenues dans le yaourt aident à rééquilibrer la flore. Ce n'est pas très ragoûtant mais c'est efficace !
Les yaourts ont le droit de s'appeler ainsi s'ils contiennent certains ferments bien spécifiques. Mais choisissez des yaourts non pasteurisés après la fermentation. Faites aussi attention aux mentions « ayant subi un traitement après fermentation », « ayant subi un traitement thermique après fermentation ».

Une fois par mois (si tout va bien), l'ovaire porte à maturation certains ovules. Dans la plupart des cas, un seul arrive à maturation complète et est absorbé par la muqueuse de l'ovaire qui s'ouvre ensuite à l'extérieur de celui-ci, dans un espace où il peut être capté par une trompe. C'est à ce moment-là qu'une fécondation peut avoir lieu, si un spermatozoïde parvient à survivre dans le milieu hostile qu'est le vagin, après qu'il a réussi à passer la glaire cervicale du col de l'utérus et qu'il est remonté dans l'utérus et dans la bonne trompe. Eh oui, parce que les ovaires libèrent à tour de rôle un ovule, qui descend par la trompe qui lui correspond, d'un seul côté donc. Les spermatozoïdes qui remontent par la trompe n'ayant pas capté d'ovule sont donc condamnés à mourir sans pouvoir tenter d'entrer dans l'ovule.

L'utérus est un organe magique.

▶ Il fonctionne de manière cyclique. Le premier jour du cycle, la première couche de muqueuse, que l'on appelle l'endomètre, se détruit. Ce sont les règles.

▶ Il ne vieillit pas. On peut même greffer l'utérus d'une mère ou d'une grand-mère depuis longtemps ménopausée à une fille ou une petite-fille qui a perdu son utérus, afin qu'elle puisse porter son bébé.

▶ Il est en temps normal de la taille d'un abricot. Mais, au cours de la grossesse, il peut devenir aussi gros qu'une pastèque. Incroyable, non ?

▶ Il est capable de se contracter grâce aux différentes couches de muscles qui l'entourent, le myomètre, pour expulser la muqueuse lors des règles, ou pour pousser le bébé vers la sortie lors de l'accouchement, tout en restant, lui, à sa place.

▶ Il se contracte aussi après l'accouchement pour la délivrance du placenta et pour refermer les vaisseaux sanguins qui alimentaient le placenta (sinon, c'est l'hémorragie de la délivrance, qui peut être fatale).

▶ Il continue à contracter encore pendant quelques jours lors des « tranchées », afin d'aider l'utérus à retrouver sa taille d'abricot et à se remettre en place dans l'abdomen, tout en continuant de veiller à la fermeture des vaisseaux et à l'évacuation de caillots. La tétée du bébé provoque une libération d'ocytocine, qui permet une meilleure contraction de l'utérus et un attachement émotionnel à son bébé. Cela contribue donc à la santé et au bien-être du nouveau couple maman-bébé.

• CYCLE MENSTRUEL (OVARIEN ET UTÉRIN)

Le premier jour du cycle est celui du début des règles. Une chute hormonale de la progestérone et des œstrogènes permet la destruction de la muqueuse interne de l'utérus. Le corps évacue donc des cellules, un peu de sang, des déchets (c'est pourquoi l'utérus est considéré comme un émonctoire ou organe d'élimination en naturopathie) et des cellules-souches. Ces dernières sont très étudiées par les chercheurs car ces cellules ne sont pas encore spécialisées et permettraient à terme de reconstituer tout type de tissus pour le corps entier et peut-être même de sauver des vies. Ce serait une belle revanche sur des millénaires de patriarcat qui a fait croire aux femmes qu'elles étaient impures et sales pendant leurs règles !

Les règles durent en moyenne 5 jours. Il peut être normal de se sentir un peu plus fatiguée, ou même de ressentir une petite gêne à ce moment-là. En revanche, il n'est pas normal de :

- souffrir.
- d'avoir des règles hémorragiques.
- de perdre du sang au niveau de l'anus.
- d'avoir des baisses de tension, des vertiges, des pertes de connaissance…

Si c'est le cas, je vous conseille d'en parler à votre gynécologue et d'envisager un suivi naturopathique.

Après les règles, les ovaires vont accélérer la maturation des ovules et le développement d'une nouvelle muqueuse utérine, grâce aux œstrogènes. Aux alentours du 14e jour, l'ovaire va expulser le seul ovule parvenu à maturation hors de l'ovaire : c'est l'ovulation. C'est une étape qui passe complètement inaperçue chez de nombreuses femmes, et pourtant certains signes permettent de la détecter. Il se peut que vous ressentiez une sorte de gonflement dans le bassin, ainsi qu'un « pincement » du côté où l'ovulation se produit. Vous pouvez aussi retrouver dans votre culotte ou sur le papier toilette une perte très filante, visqueuse et translucide qui ressemble à du blanc d'œuf cru. C'est ce que l'on appelle la glaire cervicale. Elle est sécrétée au niveau du col de l'utérus qui, au moment de l'ovulation, est remonté haut dans le vagin et s'est entrouvert et relâché. Il sert à rendre le vagin un peu moins acide et plus amical aux spermatozoïdes, mais aussi à les aider à remonter le col de l'utérus et même à leur donner de l'énergie pour qu'ils puissent plus rapidement aller à la rencontre de l'ovule.
Si vous avez un rapport sexuel non protégé à ce moment-là, il se peut que vous tombiez enceinte.

Dans la deuxième moitié du cycle, il va y avoir une hausse de la progestérone, une hormone qui, comme son nom l'indique, est là pour favoriser la nidation de l'œuf, s'il a pu être fécondé. La progestérone est en partie sécrétée par le corps jaune (la partie du follicule qui entourait l'ovule). La muqueuse utérine va un peu ralentir sa croissance et se vasculariser pour devenir douillette et ac-

▶ ASTUCE NATURO : ***Fertile ou pas trop ?***

Il existe des signes pour repérer les périodes fertiles ou infertiles. Attention, ces signes peuvent vous aider à avoir un rapport sexuel au bon moment pour tomber enceinte, mais ils ne sont pas suffisants pour être considérés comme une technique contraceptive.

Si vous êtes à la recherche d'une technique naturelle et sans hormones, je vous conseille de vous renseigner sur les stérilets en cuivre (qui ne sont pas adaptés à toutes les femmes, malheureusement, et qui restent intrusifs) ou à la technique de la symptothermie, qui peut être fiable à condition d'être menée de manière extrêmement rigoureuse. Vous pouvez bien sûr avoir recours au préservatif.

Période fertile : le col de l'utérus est droit au fond du vagin, en position haute. Il est mou comme nos lèvres, il est entrouvert (on peut mettre un petit doigt dans le creux du « donut »). Il y a présence de glaire cervicale de type « blanc d'œuf cru ». Augmentation de la libido. Ventre plus plat et taille plus fine. Tendance à être extravertie. Hausse d'énergie.

Période infertile ou moins fertile : le col de l'utérus est bas et incliné. Il est dur comme le bout de notre nez et fermé (sauf au moment des règles où il est entrouvert pour les laisser s'écouler). Si pertes il y a, elles sont collantes, opaques et pâteuses. Libido plus ou moins en berne.

cueillante pour l'œuf. La femme sera plus introvertie, avec une envie de repos, de retour en soi, de cocooning. Il se peut même qu'elle se sente légèrement déprimée. Le vagin sera moins lubrifié, plus sec, moins enclin à une pénétration.

Cette condition peut nous sembler handicapante mais elle a une raison d'être. Si l'ovule a été fécondé, cette période est déterminante pour que l'œuf s'attache bien dans l'utérus. Pour augmenter ses chances, la nature a prévu que la femme ait moins envie de sortir, de faire du sport et de relations sexuelles. Elle a plutôt envie d'être au calme à ce moment précis où tout est encore tellement fragile.

Ensuite, deux options sont possibles :

▶ Si l'ovule a été fécondé et que l'œuf a pu se nicher dans la muqueuse, alors les règles ne seront pas déclenchées car la progestérone va continuer à être sécrétée et la grossesse va continuer pendant 9 mois.

▶ S'il n'y a pas fécondation, alors les taux d'hormones vont chuter et les règles vont arriver, symbole d'une petite mort et d'un renouveau à la fois. C'est aussi pourquoi les règles ne sont jamais un passage anodin. Beaucoup de femmes angoissent à leur approche, différemment selon ce qu'elles at-

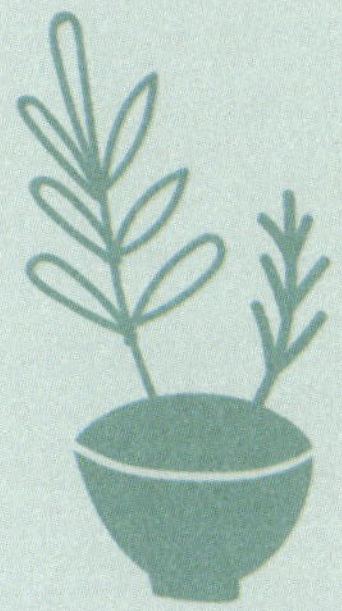

POINT NATURO : ***Cyclique ou cataclysmique ?***

La nature de la femme est cyclique, on n'y peut rien, à moins de faire taire ses hormones de manière médicale. Par contre, ce cycle doit être ressenti comme une marée haute et une marée basse, ou comme des vaguelettes sur un étang. La nature est bien faite et elle veut notre bien.

Si vous avez l'impression que votre cycle ressemble à des montagnes russes ou à un océan déchaîné, avec des douleurs, des phases euphoriques et dépressives, il se pourrait que vous ayez un dérèglement hormonal.

tendent : la confirmation d'une grossesse, ou la confirmation d'une non-grossesse. Et même si nous avons des moyens de contraception aujourd'hui et quelques moyens médicaux pour améliorer notre fertilité, les millénaires de générations de femmes qui ont été angoissées d'être enceintes ou de ne pas l'être à chaque cycle sont encore dans l'inconscient collectif et sororal de chaque femme. C'est aussi un moment où mort et vie cohabitent dans le corps de la femme — également une des raisons pour lesquelles les religions proscrivent les relations sexuelles (la vie) pendant les règles, signes de non-fécondation donc de petite « mort ».

• SYNDROME PRÉMENSTRUEL

C'est souvent juste avant les règles que l'on peut ressentir ce que l'on appelle le syndrome prémenstruel ou SPM. Paradoxalement, la chute hormonale attendue ne se produit pas correctement. Les hormones sont mal dégradées et restent donc dans la circulation sanguine. Elles augmentent car chacune essaie d'envoyer son message au corps. C'est comme si elles hurlaient toutes et provoquaient une cacophonie dans votre corps.

Les signes :

- fatigue
- déprime ou dépression
- irritabilité
- maux de tête
- fortes douleurs au niveau du ventre et/ou dans le dos
- poussées d'acné
- nausées
- seins douloureux
- rétention d'eau
- difficultés circulatoires
- insomnies ou hypersomnies
- inflammation globale
- perturbation de la flore intestinale et vaginale (avec tous les troubles qui en découlent)

Si les signes deviennent handicapants, il faut agir !

Les causes possibles :

- Une hyperœstrogénie : les œstrogènes ne

sont pas correctement dégradés au niveau du foie et surimprègnent les organes qui répondent à la stimulation hormonale.

- Une hyperprogestéronémie et/ou un excès d'aldostérone. Il y a comme une cacophonie entre les hormones et les messages qu'envoie le corps à tout bout de champ.
- Une instabilité glycémique (souvent causée par un régime riche en aliments sucrés).
- Une intoxication aux métaux lourds.

Comment rétablir l'équilibre :

- Aider le foie à se reposer et se drainer (plantes hépatiques).
- Se reposer et gérer son stress.
- Avoir une activité physique et transpirer.
- Se supplémenter en magnésium et en vitamines de groupe B (surtout la B6).
- Limiter les produits laitiers et les sucres raffinés.
- Manger à IG bas, se supplémenter en chrome.

POINT : ***Les phytohormones et plantes hormone-like, faut-il en avoir peur ?***

Les phytohormones sont des molécules qui ressemblent, par leur structure, à des hormones. Elles vont donc pouvoir venir s'arrimer aux récepteurs de ces hormones et envoyer dans le corps le même message ou presque qu'une hormone.

Si une plante est progestérone-like, ses molécules, une fois arrivées dans le sang, vont s'arrimer à des récepteurs de la progestérone (car ils ont une « prise » compatible) et déclencher le même message sur l'organe (par exemple, sur la muqueuse utérine, elle va réagir au message en se vascularisant pour devenir « douillette » pour un œuf).

Mais il faut savoir que les phytohormones s'accrochent bien moins facilement aux récepteurs que les hormones du corps. L'accroche étant moins bonne, le message est aussi moins fort dans le corps. Pour cette raison, certaines études parlent de l'effet protecteur de la consommation de phyto-œstrogènes sur la santé, car ils diminuent la réponse hormonale du corps lorsque celui-ci est déjà trop imprégné.

Les phytohormones font partie des xénohormones (des hormones qui arrivent de l'extérieur). Mais à l'intérieur de cette famille des xénohormones, les phytohormones sont les moins puissantes. Les xénohormones qui s'attachent le mieux aux récepteurs sont les hormones que l'on consomme via la viande, l'eau du robinet, et tous les perturbateurs endocriniens de notre environnement : peintures, solvants, tissus d'ameublement, retardateurs de flamme, plastiques... Alors, quand on a un cancer hormono-dépendant, il peut être sage de ne pas consommer d'aliments hormone-like (soja, sauge, lin...) par principe de précaution, mais en premier lieu de ne pas être au contact de perturbateurs endocriniens, qui sont eux beaucoup plus dangereux.

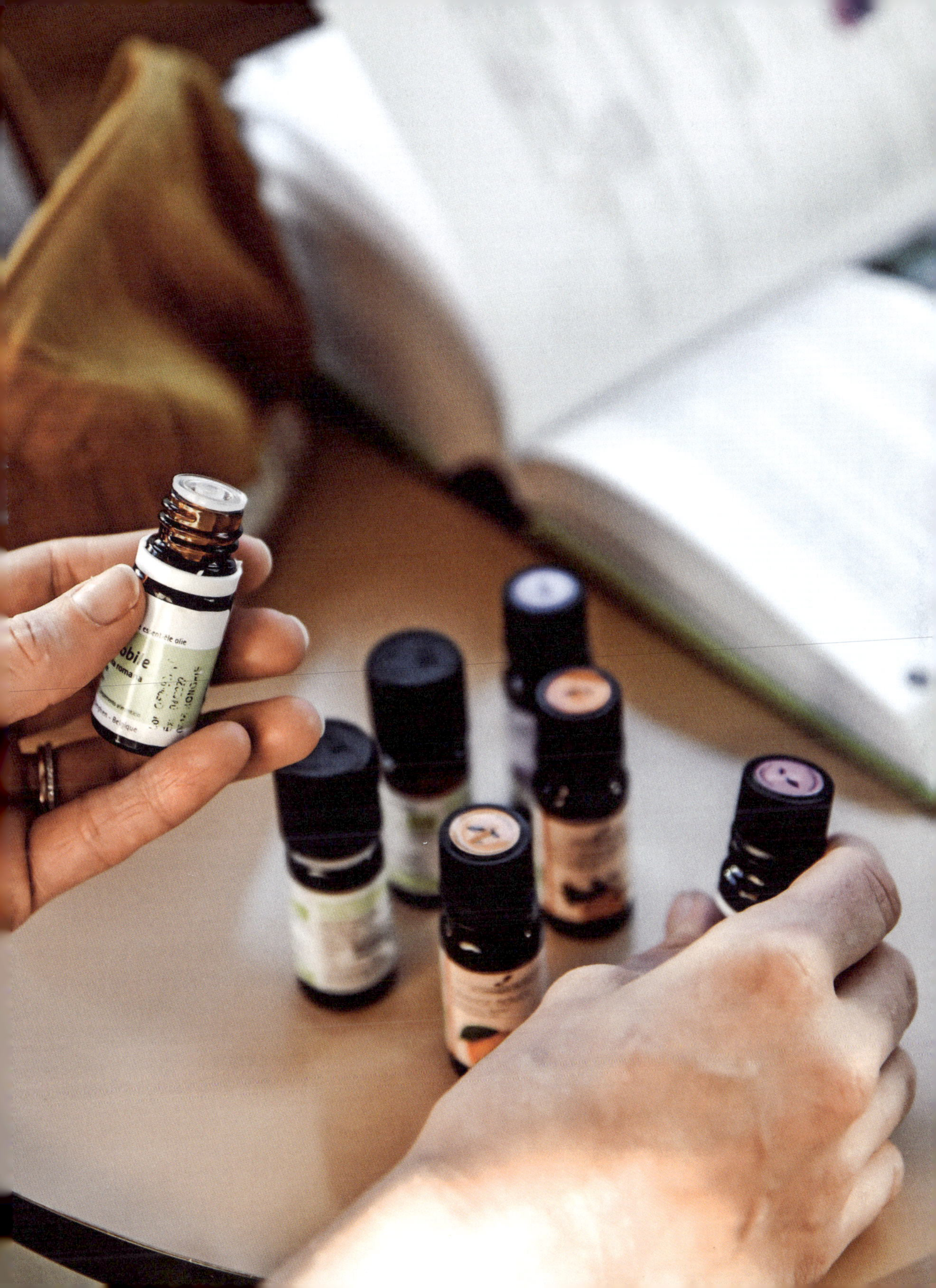

▶ Se supplémenter en acides gras indispensables (que le corps ne sait pas fabriquer et qui doivent forcément venir de l'alimentation). D'une part, on a besoin d'acide alphalinolénique (de la famille des oméga 3) : les huiles de lin, de chia, de colza... D'autre part, d'acide linoléique (de la famille des oméga 6) : les huiles de bourrache et d'onagre.

▶ Se détoxifier des métaux lourds grâce à la chlorelle, à la vitamine C, au zinc et sélénium.

• ENDOMÉTRIOSE

L'endométriose est le développement anarchique de la muqueuse utérine ou endomètre (celle qui tapisse normalement l'intérieur de l'utérus pour y accueillir un œuf). Cette muqueuse se surdéveloppe, et se met à infiltrer des endroits où elle n'a pas lieu d'aller : le myomètre (c'est-à-dire la couche musculaire de l'utérus) mais aussi les trompes, les intestins... partout où elle n'a pas sa place.

Comme les cellules de l'endomètre réagissent, où qu'elles soient, aux messagers hormonaux, elles se mettent à gonfler et à saigner, selon le moment du cycle, de la même façon que si elles étaient à l'intérieur de l'utérus. Cela provoque d'intenses douleurs avant et pendant les règles, des saignements hémorragiques occultes ou bien visibles, dans les règles, dans les selles, et donc une grande fatigue, une anémie et d'autres carences.

Le développement anarchique de la muqueuse entrave la fertilité : l'œuf ne peut pas s'y nidifier, car il bloque les trompes et empêche la fécondation, rendant la paroi musculaire de l'utérus « bosselée »...

L'endométriose crée des irritations partout dans le corps, à cause du sang qui ne peut s'écouler en dehors et à cause de molécules irritantes sécrétées par cet endomètre « fou ». Il se crée une inflammation et des adhérences à tous les niveaux. Ces adhérences empêchent le mouvement normal des organes à l'intérieur du corps, d'où des douleurs importantes lors de la miction, défécation, des rapports sexuels...

Peut-on parler d'une épidémie d'endométriose ?

L'endométriose est un trouble hormonal et féminin qui est de plus en plus fréquent aujourd'hui, d'une part parce qu'**on le diagnostique mieux**. Les femmes se rebellent contre l'idée qu'il est normal qu'elles souffrent pendant leurs règles et elles consultent bien plus pour faire taire la douleur.

On le diagnostique aussi davantage parce que les femmes veulent avoir des enfants plus tard. Lorsque nous sommes toutes jeunes filles, nous pouvons être atteintes d'endométriose à un stade précoce qui n'impacte pas encore notre capacité à tomber enceinte. Alors on tombe enceinte et, comme par magie, les symptômes s'arrêtent pendant la grossesse ! Et puis quand ils reprennent plus tard, on ne s'inquiète pas d'avoir mal pendant ses règles et on vit toute sa vie comme ça.

Mais quand on cherche à avoir un enfant plus tardivement et qu'on n'y arrive pas (parce que l'endométriose a pris de l'ampleur au fil des

POINT NATURO : ***Les plantes amies des femmes***

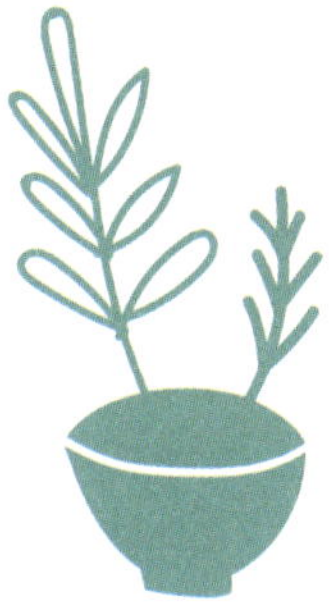

▶ **Gattilier :** Plante antispasmodique, progestérone-like, régulatrice du cycle hormonal et précieuse pour contrer le syndrome prémenstruel et pour la préménopause car ses baies permettent de réguler tous les troubles : bouffées de chaleur, bas-ventre gonflé, seins tendus, irritabilité…

▶ **Achillée millefeuille :** C'est une plante aux vertus tonique, antispasmodique, décontractante, emménagogue (favorise la venue des règles). Elle peut être utilisée pour les spasmes, les règles douloureuses ou absentes.

▶ **Alchémille :** C'est une plante aux propriétés astringentes et diurétique. Elle aide aussi la digestion, le fonctionnement des organes féminins et le drainage du foie. Elle améliore les règles douloureuses et/ou trop abondantes. Par son action sur le foie, elle permet d'améliorer la surcharge hormonale et les maux de tête (1 poignée par litre).

▶ **Ortie :** On a tort de considérer l'ortie comme une mauvaise plante, car elle est très utile à la femme. Elle lui apporte du fer et des tas de minéraux. Vous pouvez manger de la soupe d'ortie, acheter de la poudre d'ortie à saupoudrer sur vos plats ou encore choisir des feuilles d'ortie séchées à consommer en infusion.

▶ **Framboisier :** La feuille du framboisier est excellente pour la femme. Elle permet de tonifier et de détendre à la fois les muscles utérins. Elle aide aussi à la digestion en luttant contre la constipation. Et puisqu'elle est stéroïde-like, c'est un bon régulateur hormonal.

▶ **Gingembre :** Il augmente la chaleur dans le corps, ce qui permet de fluidifier le sang, de lutter contre les caillots lors des règles, de soulager les crampes. C'est aussi une précieuse aide digestive. Comme une bouillotte à l'intérieur ! À utiliser si c'est le chaud qui vous fait du bien.

▶ **Sauge :** À manier avec précaution car elle est œstrogène-like. À utiliser si vous n'aimez pas le chaud et si vous préférez le froid pour vous soulager. Elle permet souvent d'aider à soulager les troubles de la ménopause.

Je vous conseille de faire un tour dans une herboristerie, de parler de vos symptômes avec une conseillère ou un conseiller. Elle ou il réalisera un mélange parfait pour votre cas (et pourra même ajouter des plantes au bon goût pour le rendre efficace et délicieux à la fois). Sinon, vous pouvez aussi voir un naturopathe !

Nous ne pourrons pas dans cet ouvrage vous donner de conseil sur la prise des plantes hormone-like car ils doivent être personnalisés en fonction de votre cas, au risque de faire plus de mal que de bien si le mélange n'est pas adéquat. Sachez cependant que ces plantes sont facilement accessibles et qu'elles peuvent vous aider.

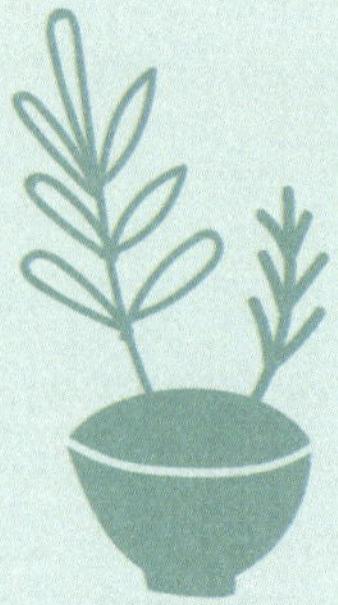

POINT NATURO : ***Quelques plantes hépatiques (qui servent à drainer, à soutenir et à protéger le foie)***

▶ **Chardon marie :** La silymarine qu'elle contient permet de protéger mais aussi de régénérer le foie.

▶ **Artichaut :** Grâce à la cynarine, un polyphénol qu'il contient, il aide la digestion en augmentant la sécrétion de bile par le foie.

▶ **Desmodium :** Cette plante est hépato-protectrice, notamment lorsqu'il y a une agression extérieure (médicaments) ou une inflammation.

▶ **Radis noir :** Il draine le foie, soulage des ballonnements, soutient la fabrication de bile et donc facilite la digestion.

▶ **Romarin :** Il facilite la digestion en aidant la vésicule à évacuer la bile stockée.

ans), on essaie de trouver la cause de cette infertilité. Dans les examens possibles, on nous fait passer une échographie pelvienne, qui montre bien souvent les zones atteintes par une endométriose. Ce n'est bien sûr pas la seule cause d'infertilité, mais c'est une cause majeure.

L'autre raison pour laquelle de plus en plus de femmes découvrent qu'elles ont de l'endométriose, c'est que **notre environnement perturbe nos hormones** : la prise de pilule hormonale pendant des années, la qualité de l'eau du robinet qui contient des résidus hormonaux et d'autres molécules chimiques non filtrées par les stations d'épuration, le contact avec des perturbateurs endocriniens dans l'air que l'on respire, dans les aliments que l'on mange, dans les meubles, dans les peintures de nos maisons, dans nos produits d'entretien, dans tous les contenants en plastique (dont les bouteilles), dans nos cosmétiques... Nous baignons véritablement dans un bain de perturbateurs endocriniens.

Comment lutter contre ?

La naturopathie peut être un puissant allié dans la lutte contre l'endométriose.

Il faut commencer à mettre en place une hygiène de vie qui ressemble à celle que l'on recommande pour toutes les maladies de civilisation, inflammatoires et auto-immunes :

▶ Alimentation anti-inflammatoire et basique (voir régime acido-basique).

▶ Aliments bios, non transformés.

▶ Limiter ou arrêter le gluten et les produits laitiers.

▶ Diminuer aussi les céréales modifiées (voir régime Seignalet : difficile à suivre mais efficace).

▶ Arrêter le sucre.

▶ Augmenter les oméga 3.

▶ Manger à IG bas.

▶ Remplacer le café par du thé vert.

▶ Perdre sa surcharge pondérale (car les graisses fabriquent des œstrogènes).

▶ Utiliser du curcuma, de la griffe du chat pour abaisser l'inflammation.

▶ Prendre de la vitamine D3.

Limiter l'exposition aux perturbateurs endocriniens :

▶ Si vous mangez de la viande, réduisez drastiquement la quantité et choisissez-la d'excellente qualité et bio.

▶ Bannissez les emballages plastiques de toute sorte.

▶ Buvez une eau filtrée (si possible par osmose inverse en faisant attention à avoir une alimentation minéralisante par ailleurs).

▶ Achetez des meubles d'occasion.

▶ Investissez dans un purificateur d'air qui retient les COV et les particules fines.

▶ Consommez des légumes non tractés/bios.

▶ Évitez les produits d'hygiène et de soins conventionnels et privilégiez les produits naturels et bios.

Drainer le foie pour qu'il puisse mieux gérer la détox hormonale :

▶ pauses digestives

▶ plantes hépatiques

▶ bouillotte sur le foie

Travailler sur l'énergétique et l'émotionnel :

▶ Cherchez en décodage biologique ce que votre endométriose peut vouloir dire (avec l'aide d'un microkiné, d'un kinésiologue, d'un énergéticien...).

▶ Reprenez une activité physique.

▶ Apprenez à gérer votre stress.

Limiter les adhérences et les douleurs :

▶ Ostéopathie intrapelvienne (voir « techniques complémentaires » p. 117).

▶ Travail énergétique et émotionnel.

▶ Prendre du gingembre.

▶ Faire des bains dérivatifs (ou bain de siège) pour drainer la zone pelvienne.

POINT NATURO : ***Le bain dérivatif***

Le bain dérivatif est la version moderne du bain de siège qui consistait à se tremper les fesses (le périnée plus particulièrement) dans de l'eau fraîche. À l'époque, on faisait ça dans le bidet en se frictionnant le pubis avec un gant de toilette !

La version moderne nous permet de nous rafraîchir la zone à l'aide de serviettes de gel refroidies au congélateur, à glisser dans la culotte (avec un tissu par-dessus pour ne pas brûler la peau par le froid) ou entre deux culottes, ou une grosse poche de glace sur laquelle s'asseoir pendant la journée.

Le froid entraîne une vasoconstriction, qui chasse le sang en dehors de la zone. Cela est profitable, celle-ci ayant tendance à être congestionnée car on ne bouge pas assez, on n'active rarement la région pelvienne au niveau musculaire, on reste toujours les jambes croisées, sans mouvements d'ouverture de hanche, dans des vêtements serrés.

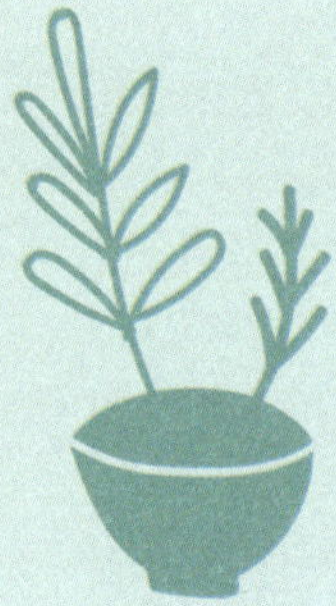

POINT NATURO : ***Les plantes amies en cas de SOPK***

▶ **Graines de lin :** ses lignanes s'accrochent à certaines hormones mâles et permettent de garder un taux normal de ces hormones dans le sang.

▶ **Onagre :** rééquilibre les hormones (voir point « huile d'onage » p. 157).

▶ **Gattilier :** rééquilibre les hormones.

▶ **Cannelle :** contre la résistance à l'insuline.

▶ **Basilic :** contre la résistance à l'insuline et contre la surcharge des hormones mâles.

▶ **Réglisse :** fait baisser les taux de testostérone.

▶ **Fénugrec :** régule le métabolisme du sucre.

Pour les dosages et modalités de prise, tournez-vous vers un herboriste, phytothérapeute ou naturopathe.

▶ S'asseoir souvent au sol en tailleur.

▶ Éviter les vêtements serrés.

Rééquilibrer les hormones, limiter les douleurs et les hémorragies :

▶ à l'aide de plantes (achillée millefeuille, gattilier, alchémille, framboisier…).

Nous ne pourrons pas donner de conseils précis car chaque femme devrait recevoir un conseil personnalisé selon ses symptômes, les traitements hormonaux ou interventions chirurgicales, son histoire, son âge, son envie de grossesse ou pas, etc.

• SOPK

Le syndrome des ovaires polykystiques est un trouble à la fois hormonal et métabolique. Normalement, dans les ovaires, plusieurs follicules sont en cours de maturation. À chaque cycle, un seul d'entre eux mature jusqu'au bout (grâce à des hormones) puis est absorbé par la paroi de l'ovaire et excrété à l'extérieur, dans le péritoine, pour être « attrapé » par la trompe de Fallope. C'est ce qu'on appelle l'ovulation.

Dans le cas d'un SOPK, les follicules ne maturent pas correctement, et il n'y a pas de candidat élu à la maturation complète et à la fécondation. Les follicules (pas encore « ovules ») restent bien souvent coincés dans la paroi de l'ovaire sans être excrétés. Ils peuvent former des kystes, d'où le nom du syndrome.

Les causes possibles :

(Nous parlerons au conditionnel car les causes ne sont pas encore tout à fait connues, il s'agit de pistes… Il semblerait que ce soit un syndrome polyfactoriel.)

▶ Un trouble hormonal avec une hyperandrogénie (certaines hormones « mâles » que nous avons tous normalement, hommes et femmes, sont ici en surcharge). Cela peut causer un hirsutisme (hyperpilosité) mais aussi des problèmes d'acné.

- Un trouble métabolique avec une résistance à l'insuline. Les cellules s'ouvrent moins facilement au sucre car la clé « insuline » fonctionne moins bien ou parce que les récepteurs ne répondent plus au signal.
- Ces deux troubles ont certainement une origine génétique, mais on sait depuis quelques années à quel point l'environnement et l'hygiène de vie ont un fort impact sur l'expression ou non de certains gènes. Donc même si toutes les femmes de votre entourage en sont atteintes, vous pouvez encore changer l'expression de votre génétique (merci l'épigénétique !). À lire à ce propos : *La Symphonie du vivant* de Joël de Rosnay.
- Les dernières études ont aussi mis en avant d'autres pistes : une exposition in utero à une hormone de croissance et une modification des circuits neuronaux (en lien avec la synthèse des hormones androgènes) avant la puberté.

Les problèmes que cela peut engendrer :

- Infertilité ou hypofertilité : l'ovulation ne se passe pas bien. Elle n'est pas régulière ou encore inexistante... 70% des personnes ayant une infertilité par anovulation (pas d'ovulation) ont un SOPK. Cependant, certaines femmes restent fertiles malgré ce syndrome.
- Surpoids ou obésité et même un diabète et une hyperlipidémie.
- Hirsutisme (hyperpilosité).
- Acné.
- Hypertension.
- Dépression, etc.

La prise en charge d'un SOPK doit être globale :

- Bilan hormonal sanguin complet avec également thyroïde et surrénales (en plus des hormones de la reproduction), à demander à votre médecin traitant ou gynécologue.
- Rééquilibrage hormonal grâce aux plantes et à un drainage du foie.
- Apports en oméga 6 : huile d'onagre.
- Perte de poids et gestion émotionnelle de l'alimentation (+ oméga 3 et chrome).
- Prévention d'un diabète ou prédiabète de type 2 : alimentation IG bas très pauvre en sucres et exercice physique.

POINT NATURO :
L'huile d'onagre

L'huile d'onagre est très intéressante en cas de SOPK.

Cette plante est originaire d'Amérique du Nord et éclôt à la nuit tombée, à la lumière de la lune. Ce n'est peut-être pas pour rien que ses graines sont de précieuses alliées du corps des femmes et de leur cycle (ou de leurs « lunes », comme on aime souvent désigner de manière plus poétique les règles ou menstruations). Ses graines contiennent des acides gras indispensables (que le corps ne sait pas produire) que sont les oméga 6. Ils contiennent de l'acide linolénique et de l'acide gamma linolénique qui aident à réguler les hormones, ainsi que des antioxydants.

▶ Alimentation anti-inflammatoire et antioxydante.
▶ Gestion du stress.
▶ Un travail émotionnel et énergétique : qu'est-ce qui bloque en moi ? Quelle partie de ma féminité je n'accepte pas ? Quelle image ai-je de la femme, de la féminité, de la fécondité ? Est-ce que j'accepte ma part féminine et ma part masculine ? Est-ce que j'arrive à faire se concrétiser mes projets et certains de mes rêves ? Ces quelques questions ne sont que des pistes. Je vous conseille d'aller voir un microkiné, un énergéticien, un kinésiologue, un psychothérapeute... pour vous aider à y répondre.

5 Périnée

• ANATOMIE

Le périnée est un ensemble de nombreux muscles qui forment une sorte de hamac que l'on appelle aussi plancher pelvien. Il se situe dans le petit bassin et soutient nos organes abdominaux.
Chez la femme, il peut plus facilement être détendu ou en souffrance : notre bassin est plus large que celui des hommes, l'orifice du vagin ajoute un point de faiblesse possible dans ce plancher, et les événements de la vie d'une femme peuvent l'impacter.

Lors de la grossesse, le poids du bébé (et du liquide amniotique, du placenta, de l'utérus...) appuie sur le périnée en permanence. L'imprégnation hormonale des tissus du périnée permet son relâchement pour laisser le bébé passer à travers ce plancher pelvien, mais cette imprégnation hormonale, si elle n'est pas bien accompagnée, peut provoquer un affaiblissement du périnée (et elle commence bien avant l'accouchement !).

Comme tout muscle en bonne santé, un périnée doit être à la fois capable de se contracter, mais aussi de se relâcher. Il doit se contracter pour garder une continence (urine et selles) et il doit se relâcher pour la miction, la défécation, les rapports sexuels et l'accouchement. Là où ça devient plus compliqué, c'est qu'il doit avoir une contraction au repos suffisante pour soutenir les organes et garder les sphincters fermés, mais il doit pouvoir se relâcher sur demande (pour le passage des urines et des selles) ou se relâcher encore plus grandement, de manière réflexe, lors de l'accouchement.
Le périnée est un muscle qui doit être mobile, pour être à la fois puissant et souple. Si l'on respire correctement, le périnée bouge comme le diaphragme. Il descend à l'inspiration et remonte à l'expiration. Mais comme nous l'avons vu plus tôt, nous ne savons plus toujours respirer correctement. Nous avons aussi tendance à abîmer notre périnée par de mauvaises habitudes.

La santé du périnée est essentielle. S'il n'est pas en bonne santé, nous pouvons rencontrer plusieurs problèmes :
▶ Descentes d'organes (avec la gêne et les douleurs que cela entraîne dans la zone du ventre).
▶ Difficulté pour exonérer les selles (constipation d'élimination).
▶ Perte de connexion avec cette zone. S'il n'y a pas de conscience de cette zone, et pas de

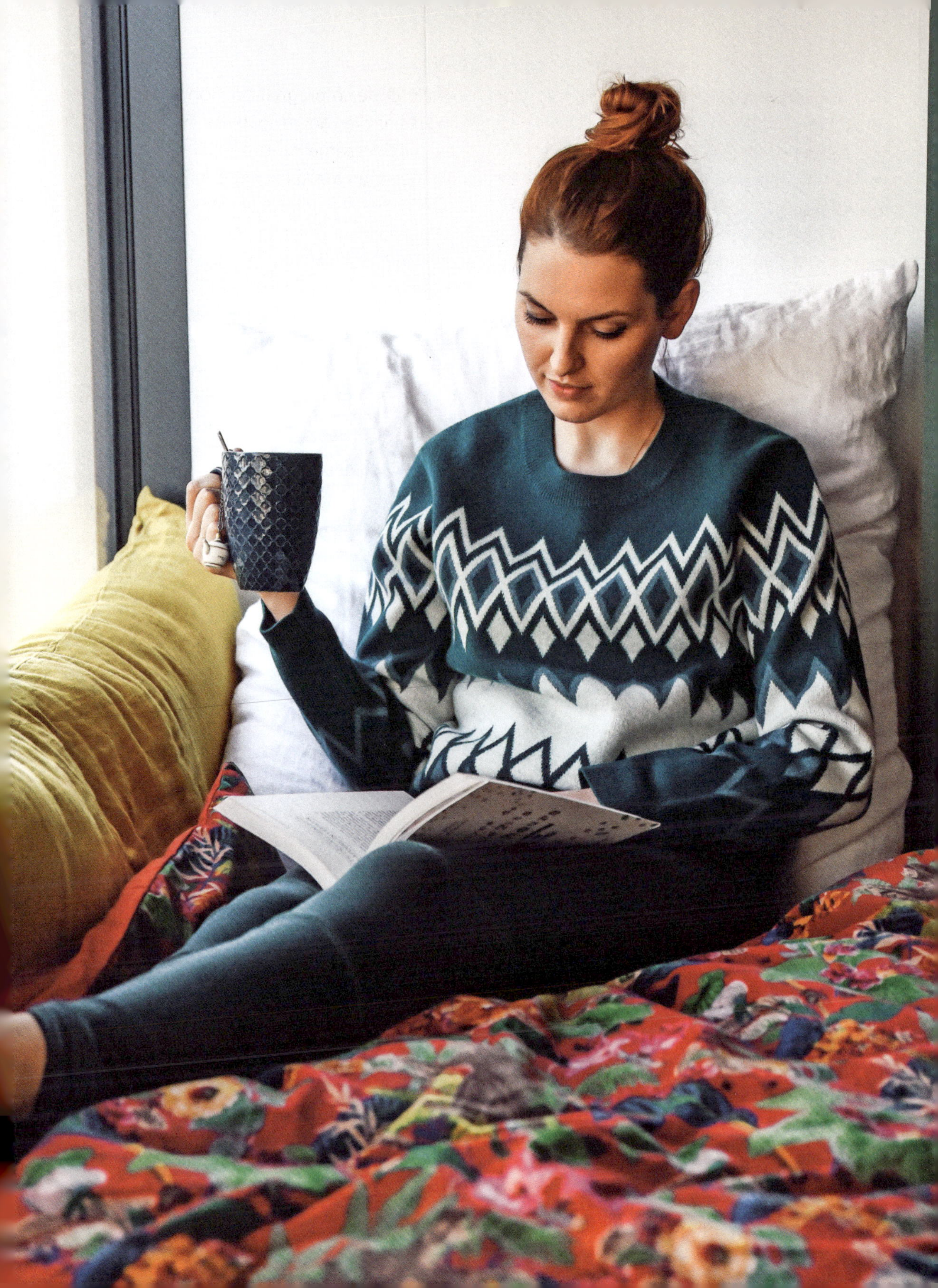

contact, la zone va s'éteindre. Donc manque de mouvement, de rapports sexuels... ce qui entraîne un manque d'oxygénation de la zone et des tissus en moins bon état de marche... et donc des organes en souffrance. Bref, un cercle vicieux.

- Perte de sensations intimes, avec souvent une baisse de libido et d'estime de soi.
- Des douleurs digestives : le périnée ne soutient plus rien et cela crée des ralentissements digestifs et des tensions dans le péritoine.
- Des difficultés circulatoires : car le plancher pelvien est un muscle qui permet aussi la remontée sanguine par système de pompe. On peut aussi avoir des hémorroïdes.

Lorsque l'on engage correctement le périnée, en le contractant et en le remontant, on engage aussi naturellement le muscle transverse : un muscle qui enserre la taille et qui permet de remonter les organes, de plaquer les abdominaux pour un ventre plat et pour une meilleure digestion, de limiter les problèmes d'écartement des muscles abdominaux que l'on appelle les grands droits (diastasis) qui causent beaucoup de douleurs et une mauvaise estime de son corps.
Nous avons donc tout intérêt à connaître, à protéger et à prendre soin de notre périnée.

• LE PRÉSERVER

Il est d'utilité publique que l'on parle ouvertement aux petites filles et aux petits garçons de leur périnée. Je suis très en colère d'avoir dû attendre ma première grossesse pour en entendre parler pour la première fois (parce que j'avais des fuites urinaires). On aurait dû m'en parler bien plus tôt, quand je courais des kilomètres sans y faire attention, quand je me retenais d'aller aux toilettes toute la journée à l'école, quand je faisais des cours d'abdos-fessiers où je poussais dessus...

Il faut apprendre à le connaître, le maîtriser et le préserver dès l'enfance ! Je conseille à toutes les femmes et jeunes filles d'aller voir une sage-femme qui fait de la rééducation du périnée par une technique manuelle, pour savoir le sentir et le contracter en le remontant. On peut tout à fait découvrir son fonctionnement avant d'avoir eu des rapports sexuels grâce à des éducatrices de santé respectueuses. On peut aussi apprendre à le connaître sans avoir besoin de le toucher, par visualisation.

Comment éviter de lui faire mal ?

- En faisant attention quand on tousse ou qu'on éternue (car on pousse souvent dessus au lieu de le remonter).
- En étant prudente quand on fait du sport. On arrête définitivement des faires des exercices d'abdominaux qui font ressortir le ventre, comme les fameux « crunch ». On choisit des exercices en hypopression ou en isométrie (type gainage toujours en contractant ET en remontant le périnée).
- Si on est adepte de fitness, de course à pied, de trampoline, il faut être triplement vigilant et pratiquer avec un pessaire (petit cube à insérer dans le vagin pour aider le périnée à supporter la pression à chaque foulée ou à chaque saut).
- En ne se retenant jamais d'aller aux toilettes.
- En apprenant à soulever des charges lourdes en protégeant son périnée (contracter ET remonter).

Lors de la grossesse, dans le dernier mois, on masse son périnée avec une huile végétale pour préparer l'accouchement. On peut aussi pratiquer le yoga prénatal qui porte une grande attention au périnée.
Lors de l'accouchement, il faudrait apprendre à toutes les femmes à connaître les positions physiologiques pour préserver son périnée. Il faudrait aussi que le personnel soignant soit formé pour le proposer.

Les positions physiologiques pour accoucher :

- À quatre pattes.
- Accroupie (en se tractant à des cordes ou des draps attachés en hauteur, par exemple).
- Allongée sur le côté...

En bref, on évite d'être à plat sur le dos, les jambes dans les étriers, ou alors on adapte cette position avec des poches de sérum ou de gel sous les fesses pour libérer le coccyx. On peut se préparer à l'accouchement et à la connaissance des bonnes postures avec des sages-femmes et professeurs de yoga formés à la méthode De Gasquet.
Le but est d'éviter l'épisiotomie et le recours aux instruments (ventouse, forceps...). On en discute aux réunions préparatoires à l'accouchement, pour pouvoir donner son consentement éclairé en cas d'urgence le jour J.

Aux toilettes, il faut faire attention à ne jamais pousser sur son périnée :

- En urinant, on ne pousse pas pour faire pipi plus vite.
- En déféquant, on ne pousse pas pour faire sortir les selles (on suit les conseils anti-constipation p. 69).
- On met un marchepied sous ses pieds pour remonter les genoux au-dessus des fesses et on se penche vers l'avant pour aligner la fin du côlon avec la sortie (et éviter aux selles de devoir passer un chemin « coudé »).

Il faut aussi, pour avoir des tissus en bonne santé, veiller à bien manger pour la synthèse de tissu conjonctif, notamment de la vitamine C, du bouillon d'os, du collagène en complément...

• LE RÉÉDUQUER

Comment savoir si votre périnée est défaillant ?

- Vous avez des pertes urinaires ou des difficultés à vous retenir d'aller à la selle (incontinence urinaire et anale). Attention, les pertes urinaires pendant un fou rire ou par urgenturie (ou « syndrome de la clé dans la porte ») ne sont pas dues à une faiblesse musculaire du plancher pelvien mais à une désynchronisation ou hypersensibilité du nerf qui gère l'ouverture et la fermeture du sphincter. On appelle ça aussi l'instabilité vésicale. C'est pour ne pas dérégler cette commande nerveuse qu'il ne faut pas s'amuser à faire la technique du « stop pipi ».
- Vous avez une sensation de pesanteur dans le bas du ventre ou au niveau de votre périnée (demandez à votre gynécologue ou votre sage-femme de vous ausculter pour vérifier s'il n'y a pas une descente d'organe).
- Vous avez une constipation d'évacuation et avez parfois besoin de mettre un doigt dans votre vagin pour pousser sur l'ampoule rectale pour vous aider à sortir les selles.
- Vous avez souvent des infections urinaires. À cause d'une descente de vessie, un bout de la vessie se retrouve en dessous du tuyau de sortie

POINT ACCOUCHEMENT ET FÉMINISME : ***Droit au respect du corps***

Une femme devrait toujours pouvoir choisir l'accouchement qui lui convient, dans le respect de son corps. Elle devrait pouvoir choisir où accoucher, avec quelles personnes accompagnantes et dans quelles positions…

Sur ce point, je voudrais apporter mon témoignage. Évidemment, mon opinion n'engage que moi et je ne valorise pas un type d'accouchement plutôt qu'un autre. J'estime juste que chaque femme doit avoir le droit de choisir ce qui lui convient, sans pression, sans culpabilisation et sans qu'on essaie de lui faire peur. Je souhaite que toutes les femmes aient accès aux informations qui concernent les bénéfices, les risques, de chaque option, et qu'elle puisse donner son consentement ÉCLAIRÉ.

J'ai accouché deux fois, de deux manières très différentes. Une première fois en maternité, de façon très médicalisée, et la deuxième fois à la maison avec une des rares (et courageuses) sages-femmes qui pratiquent l'AAD ou accouchement à domicile.
J'ai choisi cette option pour accueillir mon deuxième enfant car je ne me suis pas sentie respectée et écoutée lors du premier accouchement. Mon projet de naissance n'a pas été respecté, alors qu'aucune raison médicale ne demandait une accélération de mon accouchement. J'ai subi une épisiotomie sans que l'on me demande mon consentement, et sans que l'on m'aide ensuite à bien vivre les suites de couches.
Paradoxalement, je me suis sentie plus en sécurité avec une sage-femme qui me connaissait et restait avec moi tout du long, plutôt qu'à l'hôpital, branchée à des machines, où j'ai dû me plier au pouvoir des « sachants » sur mon corps.

Bien sûr, cette question mériterait un ouvrage entier, et tant mieux car celui-ci existe. Je vous recommande vivement la lecture du livre de Marie-Hélène Lahaye, *Accouchement, les femmes méritent mieux.*

(urètre), ce qui empêche une vidange complète et favorise le développement des bactéries.

▶ Vous avez des douleurs pendant les rapports et sentez une boule assez bas dans votre vagin (à ne pas confondre avec votre col de l'utérus en position basse).

▶ Vous avez une descente d'organe complète avec un bout de l'organe qui ressort par les orifices du vagin ou de l'anus.

Pour rééduquer le muscle pelvien, il existe plusieurs solutions :

▶ La rééducation manuelle, avec une sage-femme ou un kiné.

▶ La rééducation avec ou sans toucher vaginal par la technique MCP ou Maîtrise et

Connaissance du Périnée.

- La rééducation par sonde avec biofeedback. Une sonde insérée dans le vagin et connectée à une sorte d'ordinateur enregistre les contractions (durée et force) du périnée. On voit à l'écran l'enregistrement des courbes et le kiné nous demande de contracter le périnée précisément.
- La rééducation par sonde avec électrostimulation : on envoie un signal électrique pour forcer la contraction des muscles (cette technique peut être utile quand on n'arrive plus du tout à contracter quoi que ce soit).

D'autres techniques sont ancestrales et peuvent être pratiquées seule :

- cônes et poids vaginaux
- boules de geishas
- œuf de Yoni

Sachez aussi que certaines approches physiques peuvent grandement aider à la rééducation du périnée : danse orientale, yoga, exercices de proprioception...
D'autres techniques plus ludiques et connectées existent aussi. Ce sont des sondes vaginales que l'on insère et qui sont connectées par Bluetooth à une application. Le joystick, c'est la sonde ! Il faut alors faire bouger un objet à l'écran en contractant ou en décontractant son périnée. Le petit appareil français s'appelle Perifit ! Vous pouvez retrouver tous ces produits sur le site perineeshop.com.

Sachez aussi qu'une des meilleures rééducations du périnée consiste à faire l'amour, avec un partenaire qui vous respecte et sait prendre le temps de vous faire du bien et de vous redonner confiance en vous. Eh oui, l'orgasme provoque des salves de contractions involontaires des muscles du plancher pelvien (et donc rééduque le muscle), et les va-et-vient du sexe massent les tissus (et donc favorisent un bon drainage et une bonne souplesse).

Vous pouvez aussi masser votre périnée car cela favorise la santé des tissus.

- En cas d'instabilité vésicale, on peut avoir recours à l'injection de botox pour calmer le nerf.
- En cas de descente d'organe, on peut faire poser un pessaire ou remonter les organes en chirurgie grâce à des bandelettes qui font office de tissu de soutien.

Et pour la bonne santé de votre ventre, n'oubliez pas la rééducation abdominale, après avoir réalisé celle du périnée. Vous pouvez demander une ordonnance à votre sage-femme ou à votre médecin. Elle est également remboursée par la sécurité sociale et peut vous aider à vous sentir bien dans votre ventre et dans votre corps.

Nous espérons que cette partie sur la santé du ventre féminin vous donnera des pistes pour entrer en contact avec cette zone encore trop peu connue, mal aimée et parfois même taboue. Pour aller plus loin, nous vous conseillons la lecture de *La Puissance du féminin* de Camille Sfez, de *Réveillez-vous femmes divines* de Véronique de la Cochetière et de *Femme désirée, femme désirante* de Danièle Flaumenbaum.

Infusion féminine

Les plantes sont utilisées depuis la nuit des temps pour améliorer le bien-être de chacun. Avant la médecine moderne, nous les utilisions beaucoup pour les maux du quotidien, et c'est encore le cas dans certains pays. C'est passionnant de voir les effets que les plantes peuvent avoir sur le corps. Voici la recette très simple d'une petite infusion pour le bien-être général de votre ventre.

Ingrédients pour 3 à 4 tasses

- **L'ortie piquante :** cette plante d'une grande richesse est considérée comme la plante aux mille vertus. Elle agira de façon globale. L'ortie est riche en protéines, en minéraux (dont le fer), en vitamines, en chlorophylle et en silice. Elle est réputée pour être alcalinisante, anti-inflammatoire, reminéralisante, digestive, pour équilibrer des fonctions de l'organisme, réguler les règles douloureuses et abondantes, et pour la santé des reins. Elle est idéale pour les femmes.
- **La camomille matricaire :** cette plante est très utilisée pour l'hypersensibilité et lorsqu'on se sent irritable. Elle agit sur le système nerveux et calme les tempéraments stressés ainsi que les tensions. Elle est également réputée pour être un allié digestif et anti-inflammatoire. Cette plante va agir sur l'émotionnel et le physique.
- **La menthe poivrée :** elle agit directement sur la sphère digestive. Elle est réputée pour apaiser les troubles digestifs et stimuler la digestion. Son goût frais est très agréable.

Dans une théière, ajouter 2 c. à c. de chaque plante séchée avec de l'eau à 90 degrés et laisser infuser 2 à 3 minutes.

Conseil

Sur les conseils de votre médecin ou de votre naturopathe, vous pouvez également intégrer de la sauge. Cette plante est très puissante, elle est réputée pour l'équilibre féminin et calme les douleurs menstruelles. Cependant, cette plante n'est pas recommandée en cas de cancer ou de terrain favorable (risque élevé de cancer du sein par exemple). C'est pour cela que je vous invite à la consommer sur conseil médical.

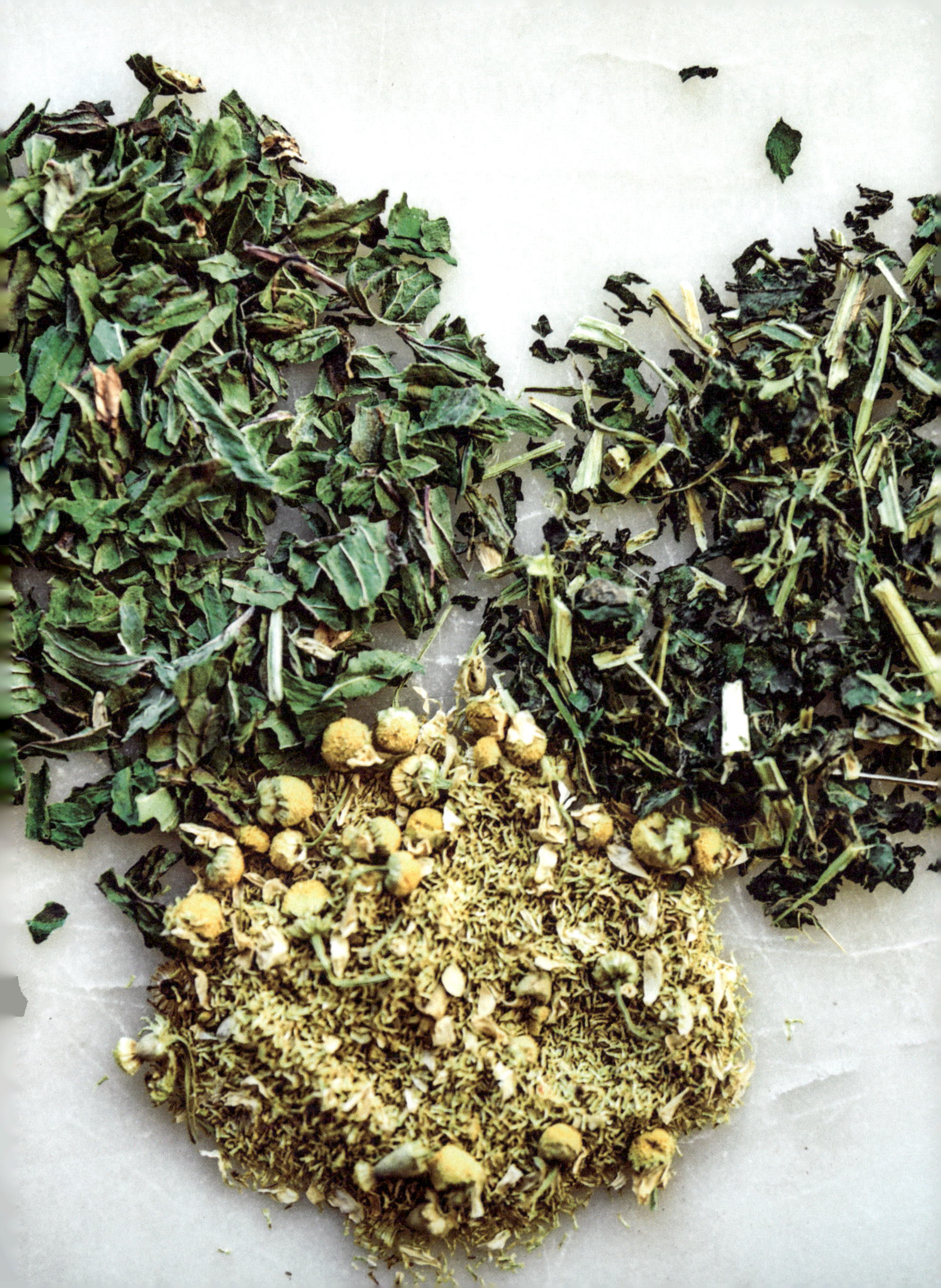

Salade oméga 3

Les oméga 3 font partie des bons gras dont nous manquons. Ils sont nécessaires au bon fonctionnement de notre cerveau et participent à réduire le stress et la dépression. Au niveau du ventre, ils vont permettre entre autres une réduction de l'inflammation concernant les maladies du type MICI (maladie de Crohn, rectocolite ulcéro-hémorragique, colopathie ou intestin irritable), de soulager les symptômes prémenstruels (douleurs au bas-ventre, crampes, anxiété, dépression, etc.) et vont soutenir une bonne santé intestinale et vaginale de façon globale. Dans cette salade, j'ai intégré 3 sources d'oméga 3 qui sont faciles à consommer : les noix, les œufs de poule nourrie aux graines de lin, et l'huile (je vous donne plusieurs choix).

Ingrédients

- ½ verre de riz sauvage
- 4 ou 5 feuilles de salade romaine
- 2 œufs de poule nourrie aux graines de lin (c'est indiqué sur la boîte)
- 2 poignées de cerneaux de noix
- ½ patate douce
- 1 betterave crue
- 200 g de pois chiches en conserve

Vinaigrette

- 6 c. à s. d'huile riche en oméga 3 (au choix : huile de noix, huile de chanvre, huile de cameline, huile de chia, huile de lin)
- 2 c. à s. de vinaigre de cidre
- ½ c. à c. de moutarde
- Sel, poivre

Rincer les légumes et les éplucher si nécessaire.
Préchauffer le four à 180 degrés.
Couper la betterave en quartiers et la demi-patate douce en cubes. Mettre le tout dans un plat allant au four avec les pois chiches. Arroser d'un généreux filet d'huile d'olive. Enfourner 30 minutes.

Pendant ce temps, faire cuire le riz sauvage dans une casserole. Suivre les indications sur le paquet (environ 30 à 40 minutes). Vous pouvez également utiliser du riz semi-complet si vous ne disposez pas de riz sauvage.
Porter une petite casserole d'eau à ébullition, mettre deux œufs frais et laisser cuire 10 minutes. Égoutter les œufs puis, une fois froids, les éplucher.

Quand tous les ingrédients sont cuits, laisser le tout refroidir à température ambiante.
Dans un plat, disposer de grandes feuilles de salade romaine, déposer le riz dans les feuilles, ajouter ensuite les légumes rôtis froids et les pois chiches. Couper grossièrement les noix et les ajouter à la salade.
Préparer la vinaigrette et la verser dessus.

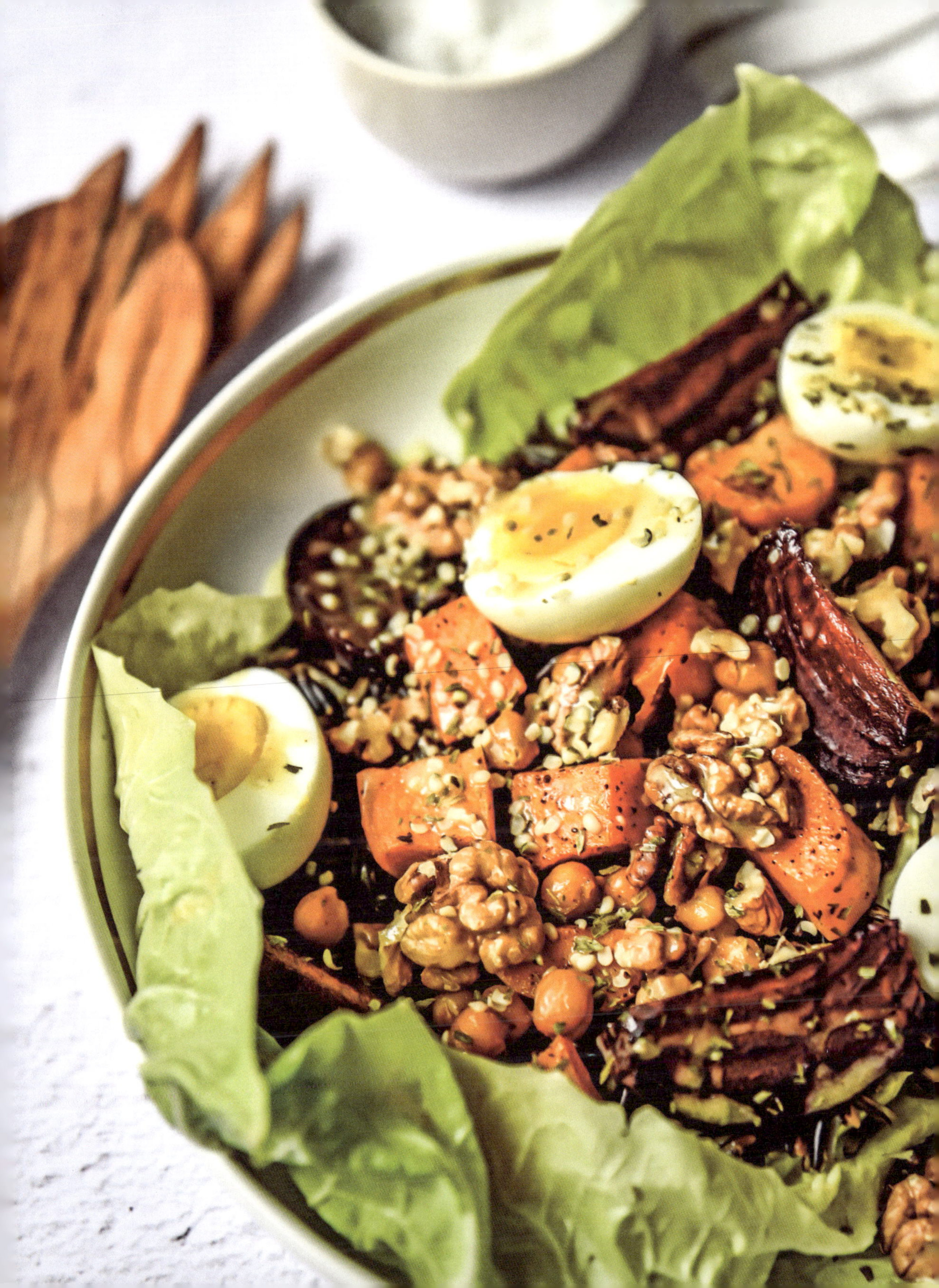

PARTIE 5

Le ventre en lien étroit avec le cœur et la tête

Avez-vous déjà entendu parler de l'axe cœur/corps/tête ?

Peut-être avez-vous déjà eu l'intuition que vos émotions et votre stress influaient sur votre ventre ? Eh bien c'est maintenant confirmé par la science. On ne parle plus de « psychosomatique » ou de « somatopsychique », car le lien entre les différentes strates de notre être est bien plus étendu. Il existe d'ailleurs une nouvelle spécialité médicale : la psycho-neuro-endocrino-immunologie. Et après le psycho, j'ajouterais même « émotio », pour ne pas oublier le cœur.

Nous allons examiner comment nous pouvons améliorer tous ces axes et apprendre à décoder certains troubles physiques au niveau émotionnel.

1 Gérer son stress et ses émotions

On sait aujourd'hui que les personnes stressées ont plus de tensions dans les fibres musculaires qui entourent les intestins, ce qui pourrait expliquer les spasmes et diarrhées que le stress peut provoquer. Pour apaiser son ventre, il est donc important d'apprendre à gérer ou à diminuer son stress.

• SYSTÈME SYMPATHIQUE/ PARASYMPATHIQUE

Notre corps fonctionne grâce à un système nerveux qui gère toutes les actions inconscientes de nos organes et membres. Eh oui, c'est bien pratique de ne pas avoir à réfléchir pour respirer, digérer, assimiler, augmenter le rythme cardiaque en cas d'effort...

Le système nerveux se divise en fait en deux systèmes qui sont antagonistes : le système nerveux sympathique et le système nerveux parasympathique.

Le système nerveux sympathique, comme son nom ne l'indique pas, gère la réponse au stress et plus généralement tout ce qui est de l'ordre de la survie.
Prenons l'exemple de notre ancêtre homme des cavernes. Quand il tombe nez à nez avec un tigre préhistorique, le système nerveux sympathique se met en marche pour **survivre** et notre ancêtre court pour se mettre à l'abri du prédateur. Voici alors ce qu'il se passe dans son corps :

▶ Shoot d'adrénaline dans le sang, acuité visuelle augmentée, dilatation des pupilles, augmentation du rythme cardiaque pour faire affluer le sang plus vite et l'oxygéner, accélération de la respiration.
▶ Le sang quitte en partie les intestins pour aller dans les muscles, car notre homme des cavernes va devoir fuir ou se battre. Dans tous les cas, il va avoir besoin de toute sa concentration et de ses muscles.
▶ Il va aussi très certainement vider ses intestins pour se libérer d'une charge qui devient alors non prioritaire : c'est la diarrhée (qui repousse aussi par son odeur le prédateur).

▶ Son système immunitaire se met aussi en pause. Il va moins ressentir la faim, le froid, la douleur (s'il prend des coups).

Une fois en sécurité, il active l'autre partie du système nerveux : le système nerveux parasympathique.

Le système nerveux parasympathique gère ce qui est de l'ordre de la **vie** (et non plus de la survie). L'homme préhistorique va se relaxer, évacuer le stress (notamment en tremblant de tous ses membres), dormir, remettre en route son système immunitaire et inflammatoire (pour mieux guérir de ses blessures) et puis manger, et penser à se reproduire à nouveau...

• LE STRESS EST DEVENU CHRONIQUE

Mais voilà, notre homme moderne n'est plus exposé à des stress intenses et passagers. Le stress est partout et ne s'arrête jamais. Pourtant, pour le corps, c'est la même chose... il se met en mode **survie** et arrive moins bien à gérer les fonctions de vie, qui sont reléguées au second plan. Puisque le ventre est notre deuxième cerveau, il est évident que le stress aura une énorme incidence sur son fonctionnement.

Voilà pourquoi certaines personnes stressées ont des insomnies, s'épuisent, tombent facilement malades (car leur système immunitaire est en berne ou s'excite pour rien, paradoxalement). D'autres vont avoir des problèmes d'acidité et d'inflammation car le corps ne prend plus le temps de se reposer, de se réparer ou encore d'évacuer les déchets de ce métabolisme de survie. D'autres ne pourront rien digérer, auront des diarrhées chroniques, des migraines, des allergies et des intolérances à cause d'un système immunitaire perturbé et d'une barrière intestinale abîmée...

• RÉDUIRE LE STRESS

Il existe beaucoup de techniques intéressantes pour gérer le stress, parmi lesquels l'EFT (Emotional Freedom Technique), l'hypnose ou encore la méditation. Je n'en développerai ici qu'une seule, particulièrement simple à mettre en place et peu onéreuse.

La cohérence cardiaque

C'est une technique respiratoire très simple qui stimule le nerf vague (ou pneumogastrique), celui qui assure la communication avec le cerveau et les intestins.

En respirant sur un certain rythme, le cœur se met en résonance avec le rythme de la respiration. Le cerveau émet des ondes différentes, ce qui appuie sur la pédale du système parasympathique, et nous permet de nous détendre et donc de mieux digérer : les sucs sont mieux sécrétés, le sang afflue dans le système digestif, assurant une meilleure digestion et une meilleure absorption, l'inflammation est régulée. Le corps peut aussi, après la digestion, prendre le temps de se reposer et de se réparer.

À force d'entraînement en cohérence cardiaque, le cœur retrouve une plus grande variabilité dans ses battements : il peut plus facilement accélérer et ralentir selon les be-

POINT NATURO : ***Comment pratiquer la cohérence cardiaque***

La technique est on ne peut plus simple. Il suffit d'inspirer sur 5 secondes et d'expirer sur 5 secondes. La seule contrainte ? Il faut avoir le dos droit et être assis ou debout. Si vous vous allongez, la pression s'exerçant sur le nerf vague n'est pas suffisante pour que le système fonctionne et que la cohérence se mette en place depuis la respiration jusqu'au cœur, au cerveau et au ventre. Pour être sûr de bien compter les 5 secondes, vous pouvez regarder une montre avec trotteuse, bien sûr, mais peut-être plus efficace et actuel, je vous conseille de télécharger une application de cohérence cardiaque : Respi Relax, Cohérence Cardiaque, Kardia... Il suffira de respirer au rythme de l'animation choisie.

Il faut respirer sur ce rythme pendant 5 minutes pour que les effets se fassent sentir dans le corps. On estime que les effets positifs durent environ 4 heures après la pratique. Donc si l'on veut être toujours en état de cohérence cardiaque, il est recommandé de répéter l'exercice 3 fois par jour : au lever, avant le déjeuner, et en fin d'après-midi.

Personnellement, je recommande de la pratiquer avant chaque repas. Cela permet aussi de prendre un temps d'arrêt et de pleine présence avant de manger. Si jamais on ressent l'envie de se remplir frénétiquement pour soulager un stress, une angoisse, un ennui, prendre ce temps peut nous éviter de tomber dans l'alimentation compulsive.

soins. Il est donc plus à même de réagir vite en cas de danger, et de se mettre en mode récupération ensuite. Le stress a donc moins d'impact sur l'organisme et le système digestif est moins épuisé. On peut prédire la longévité d'une personne à la tonicité de son nerf vague et à la variabilité de son cœur, n'est-ce pas une bonne raison de s'entraîner à entrer en cohérence cardiaque ?

❷ Le ventre symbolique

Le ventre est l'endroit où notre corps intègre des éléments extérieurs et étrangers dans sa chair. Symboliquement, c'est aussi là que s'exprime parfois notre rapport au monde extérieur. S'il nous effraie, cela peut influencer la façon dont nous gérons notre alimentation.

Les inflammations sont souvent en lien avec un sentiment de colère rentrée, non exprimée, les problèmes de foie aussi. L'intestin grêle est le lieu où l'on choisit ce qu'on décide d'assimiler, de faire sien, ou bien de rejeter et de garder comme « étranger ». De remettre à l'altérité. Notre éducation, nos valeurs, nos préjugés peuvent jouer un rôle important. Dans le côlon, on peut choisir de garder certaines choses, pour des raisons diverses. En cas de constipation, il est toujours utile de se demander ce que l'on retient, ce qu'on ne veut pas lâcher et dans quel but, si cette rétention a un effet sur nos proches, si elle nous rassure et nous donne un sentiment de contrôle sur notre vie qui parfois nous échappe peut-être.

Si vous souhaitez plonger dans le monde merveilleux du décodage biologique, du symbolisme des maux et du corps, de la psycho-énergétique et essayer de comprendre un autre langage du corps, je vous conseille de commencer par plusieurs lectures :
Dis-moi où tu as mal, je te dirai pourquoi, de Michel Odoul. *Le Grand Dictionnaire des maux et des maladies,* de Jacques Martel. *Le Symbolisme du corps humain,* d'Annick de Souzenelle

• MARINE ET LES ALLERGIES

Mon histoire avec les allergies illustre bien l'idée qu'il ne suffit pas de s'occuper de ce que l'on met dans son assiette pour être en bonne santé.

Enfant, j'étais une petite fille très timide, qui avait peur de tout et surtout des autres. Je n'osais jamais prendre la parole, je n'arrivais pas à me faire des amis de mon âge, je rougissais dès que l'on posait les yeux sur moi car j'appréhendais le premier échange verbal. Je demandais même à ma petite sœur de demander à ma place où se trouvaient les toilettes quand j'étais au restaurant... Je voulais juste rester avec ma famille, dans ma maison, et avoir le moins de contact possible avec les personnes que je ne connaissais pas très bien.

J'ai souvent fait des épisodes allergiques (des allergies respiratoires se traduisant par de grosses crises d'asthme) après être allée chez des amis de mes parents. Mais ça n'avait pas été plus loin car je n'avais jamais mis à la bouche l'aliment qui allait me causer tant de soucis plus tard : la cacahuète ! Il y en avait rarement chez mes parents, mais presque toujours à l'extérieur. Je détestais tellement son odeur qu'instinctivement, je m'en tenais éloignée.

Et puis un jour, quand j'avais environ 8 ans, une demi-cacahuète pilée dans une sauce vietnamienne m'a flouée... Je l'ai mangée sans me douter de ce dont il s'agissait. Immédiatement, mon corps entier a rejeté ce goût. J'ai essayé de recracher, je me suis mise en colère et puis rapidement j'ai été prise de maux de ventre et de nausées. Tout mon corps s'est mis à gonfler, jusqu'à ma langue, et je ne pouvais plus parler. J'avais du mal à respirer. Mon cœur battait la chamade et j'avais très chaud. Je voyais à peine car mes paupières gonflées m'empêchaient d'ouvrir les yeux. Finalement, je me suis mise à vomir très violemment. Une fois que mon corps a eu terminé de se vider, j'ai dégonflé et je me suis endormie, épuisée. Je venais de faire une grosse réaction allergique, un œdème de Quincke, et j'avais été proche du choc anaphylactique.

À partir de ce jour, et après un tour chez un allergologue qui m'a appris que j'étais allergique à l'arachide (la cacahuète), mais aussi à la moutarde, à la farine de lupin, à l'ail et aux lentilles, je me suis mise à toujours me promener avec une trousse d'urgence conte-

nant, entre autres médicaments, une seringue d'adrénaline, le traitement d'urgence en cas de choc anaphylactique.
Ce diagnostic complet expliquait a posteriori toutes ces fois où j'avais eu des douleurs de ventre atroces, où j'avais été aux urgences pliée en deux, où je devais rester allongée toute la journée, où je restais coincée à me vider aux toilettes. Les médecins à l'époque me disaient que c'était dans ma tête, ou plus humiliant encore, que j'avais juste un « pet de coincé » ! J'avais l'impression d'être folle. Certains m'ont même affublée du nom de « malade imaginaire ». C'était très humiliant, mais avec le temps, j'ai fini par admettre que j'étais certainement une chochotte, une petite nature, que le moindre ballonnement faisait pleurer.
Apprendre qu'il existait une raison médicale à tous ces symptômes m'a soulagée. Mais j'ai dû revoir mon alimentation, faire attention à tout ce que je mangeais. Par la suite, j'ai commencé à refuser des invitations et des sorties (de peur qu'une contamination ait eu lieu entre le bol de cacahuète et les chips ou même les couverts à salade), il m'arrivait même de devoir quitter des soirées auxquelles je m'étais interdit de manger quoi que ce soit, parce qu'à force de danser, des particules de cacahuète s'étaient retrouvées en suspension dans l'air. En les respirant malgré moi, cela me déclenchait des crises d'asthme. Ma vie était très impactée par ces allergies, mais au moins je savais ce qu'il se passait. Je pensais que je devrais continuer ce régime d'éviction toute ma vie...

Depuis, j'ai travaillé sur mon hygiène de vie, sur ma santé intestinale, mais aussi sur moi. Je suis partie vivre au Canada, j'ai essayé de comprendre et de dépasser ma timidité maladive, je me suis inscrite au Cours Florent pour devenir comédienne, j'ai vu des psychologues, j'ai lu et j'ai expérimenté. Le cours de théâtre a été le plus thérapeutique à mon sens. J'ai dû incarner des personnages sûrs d'eux, féminins, femmes fatales, expansives, gouailleuses, grandes gueules... C'était du contre-emploi total. Et pourtant, à force de faire semblant d'être ces personnages, j'ai réussi à intégrer que je pouvais me comporter ainsi et, surtout, que mon image de petite fille fragile et timide n'était qu'un masque de plus, que je pouvais enlever si je le souhaitais. « Fake it till you make it », disent les Américains.

Petit à petit, j'ai apprivoisé ma peur du monde, je me suis habituée à être au contact des autres, j'ai appris à créer du lien. Et j'ai adoré ça. Aujourd'hui, c'est ce que j'aime par-dessus tout : rencontrer des gens, les écouter, leur parler, apprendre d'eux et les aider si je le peux.

Beaucoup plus tard, j'ai appris que l'allergie est souvent en lien avec une peur de ce que l'on considère comme étranger à soi, du monde extérieur. Pour le corps, la nourriture représente ce qui est nécessaire, pour nous maintenir en vie et nous construire, mais aussi ce qui est dangereux, ce qui peut nous blesser si on le laisse entrer. Le corps doit faire le tri entre ce qui est bon et ce qui ne l'est pas, entre la protéine bien digérée et la bactérie pathogène, entre le nutriment et le déchet, entre l'ami et l'ennemi.
Dans le cas des personnes allergiques, c'est comme si le corps ne savait pas faire la diffé-

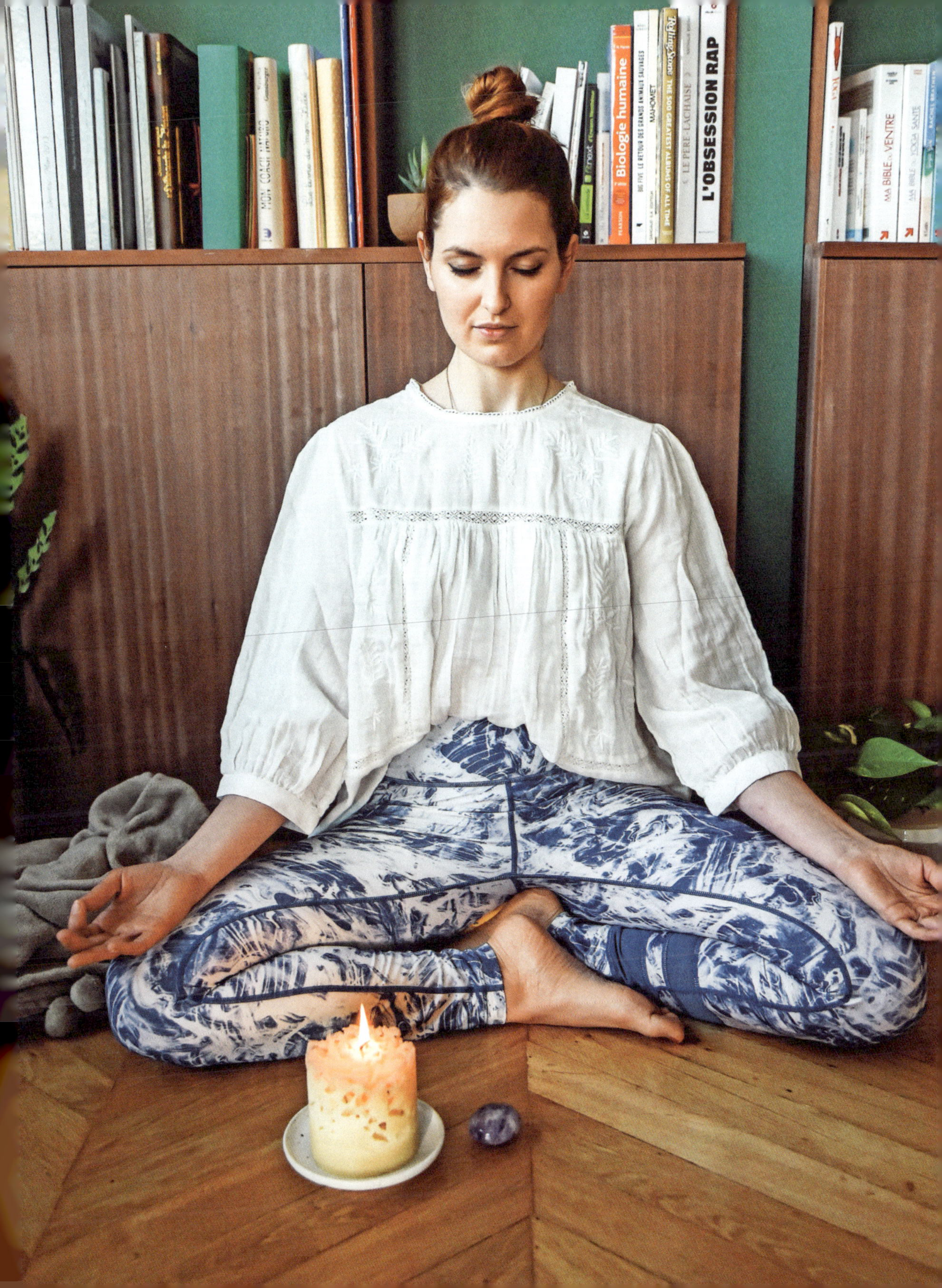
Biologie humaine
PEARSON
RollingStone
THE 500 GREATEST ALBUMS OF ALL TIME
LE RETOUR DES GRANDS ANIMAUX SAUVAGES
MAHOMET
LE PÈRE-LACHAISE
L'OBSESSION RAP
YOGA
MA BIBLE du VENTRE
MA BIBLE YOGA SANTÉ

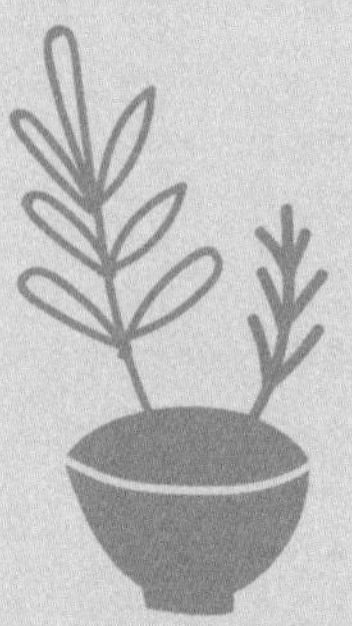

POINT NATURO : *Quelques questions à se poser pour entreprendre une introspection*

▶ Quelle est ma vision du monde, de l'avenir ?

▶ Quelle est ma vision de la nourriture, de l'aliment ? Est-ce que j'associe les repas à quelque chose de nécessaire, d'agréable (je suis gourmande et j'aime manger), de dangereux (j'ai peur de grossir, j'ai peur de ne pas supporter ce que je mange, j'ai peur de certains aliments jugés malsains) ?

▶ Quel rapport au monde ont les membres de ma famille ? Sont-ils expansifs, confiants, introvertis, timides ?

▶ Quel rapport à l'alimentation ont mes proches ? Peur de grossir, envie de manger très sainement, binge-eating émotionnel, restriction permanente... ?

Je vous conseille de prendre un carnet et d'y écrire vos pensées. Si rien ne vient, prenez l'habitude tous les jours de faire 5 minutes d'écriture automatique. Il suffit d'écrire tout ce qui vous vient en tête, même si ça n'a aucun sens. Votre cerveau fera au fur et à mesure son petit ménage et vous enverra des messages. Il se peut aussi que vous vous mettiez à faire des rêves et à vous en rappeler. Notez-les également. Petit à petit, vous pourrez même laisser votre main écrire toute seule. À ce moment-là, il se pourrait que ce soit votre corps qui déverse ses émotions et blocages, tout seul, comme un grand.

rence et qu'il préférait jeter le bébé avec l'eau du bain. Il se met en alerte pour de mauvaises raisons et le fait pour se protéger, pour nous protéger.

Certains pensent même que les conditions du premier contact avec un allergène peuvent être déterminantes. Par exemple, si l'enfant est entré en contact avec de la pomme pour la première fois alors que ses parents étaient en train de se disputer, son corps peut avoir associé ce stress, ce danger, avec la pomme qui était ingérée au même moment. C'est pourquoi on peut être « allergique » à tout un tas de choses : au pollen, aux aliments, aux médicaments, mais on peut aussi avoir de grosses réactions corporelles ou émotionnelles en écoutant une chanson, en voyant un jeu de cartes posé sur la table, en sentant un parfum...

Les aliments qui se ressemblent au niveau de certaines protéines ou molécules peuvent aussi être confondus par l'organisme : ce sont des allergies croisées (par exemple au bouleau et à la pomme, ou aux lentilles et à l'arachide...).

• LE CORPS, GARDIEN DES ÉMOTIONS

Le corps est l'endroit parfait pour enfouir ses émotions et les garder dans les archives, comme les souvenirs. On sait aujourd'hui que les muscles les intègrent, ainsi que les fascias (ces membranes de tissu conjonctif qui en-

tourent et maintiennent tout ce que contient notre corps). Voilà comment les ostéopathes, les microkinés, les kinésiologues, les fasciathérapeutes et fasciapulsologues arrivent à recevoir des messages et des indices en touchant notre corps.
C'est aussi une des raisons pour lesquelles certaines personnes passent des années en psychothérapie ou en analyse sans parvenir à toucher du doigt le fond du problème, et puis, un jour, lors d'un cours de yoga ou en se faisant masser, elles ressentent une émotion très vive et parviennent enfin à libérer l'émotion, ou à se souvenir de l'élément déclencheur.
Je ne veux pas dire par là que la thérapie par la parole ne fonctionne pas. Mais je trouve que les approches englobant le corps et la parole fonctionnent encore mieux. Si vous allez voir un psychothérapeute, essayez aussi de mettre du mouvement dans votre corps lors de vos introspections : marche, yoga, footing ou même sport plus intensif. Certains psychologues proposent même des séances en marchant !

3 Troubles alimentaires

Parmi les personnes qui viennent me voir pour des problèmes au ventre, beaucoup sont touchées par des troubles alimentaires. Aussi est-il difficile de faire l'impasse.

J'ai moi-même longtemps eu des troubles alimentaires. Tout a commencé petite, par une dysmorphophobie (en gros je me voyais grosse alors que je ne l'étais pas, et certains de mes traits étaient exagérés dans mon esprit). Très tôt, j'ai cherché à me façonner, à me contrôler. Quand j'ai fait mon premier régime, j'étais en CM2.

Et puis, à 15 ans, je suis partie vivre un an au Canada. Le changement alimentaire et la malbouffe m'ont fait prendre 10 kilos. Je ne me sentais pas toujours bien dans mes baskets, mais le regard que la société me renvoyait me donnait confiance en moi. Je me sentais jolie. J'avais bien envie de maigrir un peu mais je ne me mettais pas de pression car tout le monde me trouvait bien comme j'étais.

Le retour en France a été plus compliqué. Le regard des autres n'était ni positif ni bienveillant. Comme toute adolescente, j'ai voulu être acceptée par le groupe, j'ai voulu entrer dans le moule. J'ai voulu maigrir. Mes parents m'ont pris un rendez-vous avec un médecin endocrinologue pour que je perde mes kilos en trop de manière saine, pensaient-ils. J'ai été mise sous régime hyperprotéiné de type Dukan. Beaucoup de protéines animales, maigres si possible. Des légumes verts (non amidonnés). Des produits laitiers 0% de matière grasse à volonté avec des édulcorants. Quelques laxatifs légers pour aider à éliminer (puisque je risquais de consommer moins de fibres et donc de ralentir mon transit).

C'était parti. Je suivais les recommandations à la lettre, je fondais de jour en jour et j'étais bluffée par ma force. Petit à petit, le regard que les autres portaient sur moi s'est modifié : ils me trouvaient jolie, ils souhaitaient que l'on soit ami. Forcément, je me suis tournée vers les personnes qui ne me regardaient pas quand j'étais ronde.

Et puis j'ai voulu perdre encore quelques kilos, quelques grammes, atteindre des poids « records », voir si j'arrivais à me passer de manger, aussi. J'ai commencé à retirer des aliments de mon régime (déjà bien pauvre), puis j'ai remplacé le repas du midi par un café en ville et une virée shopping, et le repas du soir par une soupe après avoir été faire du sport. Je retrouvais mes abdominaux, je nageais dans mes vêtements. Tout le temps et l'énergie que je gagnais à ne pas manger et à ne pas digérer, je l'investissais dans mes études. J'étais extrêmement motivée et tout me réussissait. J'étais en train de me façonner entièrement et de prendre le contrôle sur ma vie. Je savais où j'allais et je fonçais.

Tout s'est passé très rapidement, en quelques mois. Mes proches ne l'ont pas vu venir car je n'ai jamais atteint le stade où l'on doit être hospitalisée. De l'extérieur, j'avais juste moins faim, j'étais plus mince mais pleine d'énergie, de joie de vivre et de volonté. J'excellais à l'école. Pourquoi s'inquiéter ?

Et puis j'ai eu une petite peine de cœur. Pas grand-chose, mais suffisante pour me sentir rejetée. Je croyais être une forteresse, j'étais un château de cartes. Cette petite carte soufflée, je me suis écroulée. Tout à coup, je me suis sentie nulle, vide, détestable, moche. Toute l'estime que j'avais pour moi provenait du regard des autres. Et tout s'écroulait.

Alors j'ai trouvé un réconfort dans la nourriture. Un jour, je me suis dit : « Pour une fois, je peux me faire plaisir. » Et après avoir mangé un bout de chocolat, je me suis entendue penser : « Quitte à craquer, autant en profiter, ça ne sera que cette fois. » En un éclair, j'ai tout englouti. De manière frénétique, je me remplissais. Cette douleur qui hurlait, je l'étouffais à coups de petits pains au lait. Je ne mangeais plus pour le plaisir, je ne ressentais plus aucun goût. Je me suis sentie bien, shootée par tout ce sucre qui affluait, apaisée... quelques minutes, encore en transe.

Quand je suis revenue à moi, j'ai réalisé tout ce que j'avais mangé, j'ai eu honte, et j'ai eu terriblement mal au ventre. Je me suis sentie encore plus nulle et coupable. J'ai paniqué à la vue du nombre de calories ingurgitées. Et j'ai essayé de limiter la casse par différents moyens. Je n'arrivais pas tellement à vomir alors j'ai préféré le sport à outrance, et jeûner jusqu'à la crise suivante.
Les épisodes ont continué bien longtemps. Les temps de privation aussi. Mon estime de moi en a pris un sacré coup et mon corps aussi. Mon ventre surtout, mis à rude épreuve...

Et puis, à force d'introspection et de travail sur moi, j'ai réussi à reprendre confiance, à valoriser les petits pas, à lâcher prise sur la nourriture. Ce n'est pas simple tous les jours, mais la gestion de la nourriture ne régit plus ma vie. Je commence à poser un regard bienveillant sur ce corps que j'ai tant fait souffrir mais qui a toujours continué à fonctionner tant bien que mal.

J'ai rééquilibré mon assiette grâce à la naturopathie et j'ai pu nourrir à nouveau correctement mon ventre et mon corps en entier. Car oui, à cause de ces régimes, de ces diètes et de ces crises, j'avais carencé mon corps et mon cerveau en acides gras de bonne qualité. Comment le cerveau peut-il fonctionner sans oméga, 3 notamment ? Comment les cellules peuvent-elles faire leur travail correctement pour assimiler ce dont elles ont besoin et rejeter leurs déchets si leur membrane n'est pas de qualité ?

À cause de toutes ces protéines et produits laitiers, j'ai créé une acidité dans mon organisme, qui a mené à une inflammation. Les édulcorants ont trompé mon cerveau et mon système endocrinien, et ont perturbé mon microbiote... Les crises de boulimie hypersucrées ont aussi nourri les mauvaises bactéries que mes intestins contenaient, et ces dernières ont pu prendre le dessus sur les bonnes bactéries. J'ai d'ailleurs enchaîné pendant des années de problèmes de cystites et de mycoses à répétition.

Un ventre dans un tel état ne peut pas produire la sérotonine dont le cerveau a besoin pour envoyer des signaux de relaxation et de bien-être. Impossible donc de relâcher la pression. Impossible de sortir du cercle vicieux de la boulimie et de l'inflammation. C'est le serpent qui se mord la queue.

Grâce à la naturopathie, j'ai enfin pu prendre soin de mon ventre, j'ai pu réapprendre à prendre soin de moi. J'ai restauré ma digestion et mon assimilation, j'ai comblé mes carences. Mes intestins ont à nouveau fabriqué de la sérotonine et mon cerveau a de nouveau fonctionné correctement. On m'avait dit que je devrais vivre toute ma vie sous médicaments et aujourd'hui je n'ai plus eu d'épisode dépressif depuis des années.

Attention cependant, si vous suivez un traitement, à en parler à votre médecin et à ne jamais changer ou arrêter vos traitements sans son accord et sa supervision. Dans mon cas, j'ai pu ralentir puis arrêter de prendre des médicaments car mon médecin me l'a autorisé en voyant les résultats que j'obtenais grâce à mon changement d'hygiène de vie. La naturopathie n'est pas une médecine traditionnelle alternative, mais bien complémentaire de la médecine allopathique.

Et puis surtout, quand on a un trouble du comportement alimentaire, il faut prendre le temps de comprendre d'où vient le problème : recherche d'un idéal, d'une perfection physique, regard de l'autre, mauvaise estime de soi, comparaison par les membres de l'entourage, peur de ne pas être aimée ou d'être abandonnée, besoin de contrôle...

4 Body positive : transformer le rapport à son ventre

Lorsque l'on souffre dans sa chair, et plus particulièrement dans son ventre, il est fort probable que la seule vue de notre ventre nous agace. On nourrit alors des sentiments négatifs à son encontre, on aimerait qu'il se taise, qu'il ne nous fasse plus souffrir, qu'il ne nous coupe plus du monde, qu'il ne nous bloque pas des heures aux toilettes. On lui en veut, on ne veut plus communiquer, on ne veut plus l'entendre.

Mais quand le corps nous fait mal, c'est qu'il a quelque chose à nous dire. Et si on se bouche les oreilles, il n'a d'autre choix que de crier : les symptômes s'aggravent.

• PARLER À SON VENTRE

Une technique très efficace, pour reprendre contact et se réconcilier avec son ventre, c'est de lui parler.

Faites-en l'expérience : allongez-vous et détendez-vous. Frottez vos mains l'une contre l'autre jusqu'à ce que vous sentiez de la chaleur, et puis posez-les sur votre ventre. Sentez la chaleur qui se diffuse, de la peau jusqu'au plus profond de vos intestins. Et puis parlez à votre ventre, dans votre tête ou à voix haute (ça marche encore mieux mais il faut se sentir à l'aise).

Voilà un exemple de ce par quoi vous pouvez commencer, mais c'est à vous d'improviser :
« Mon cher ventre
Je sais que je n'ai pas toujours été gentille avec toi. Je t'ai souvent mal nourri, ou affamé, je t'ai regardé avec dégoût, j'ai voulu te faire taire. Je te demande pardon.
Je sais que ces douleurs que je ressens à cause de toi sont ta façon de me parler, de me dire que quelque chose ne va pas. Je vais essayer de comprendre ce que tu me dis dorénavant, mais s'il te plaît, ne crie plus. Nous allons être alliés maintenant.
Je t'aime et je te remercie pour tout le travail que tu fais, tant bien que mal, avec tout ce que j'ai pu t'infliger depuis tant d'années. Et même si tu es plein de bourrelets et que tu n'es pas plat comme dans mes rêves, tu es mon ventre à moi, et je t'aime aussi comme ça. Je sais que ce gras accumulé est aussi une façon de te protéger, je sais que cette peau fripée ou vergeturée est aussi la marque de toutes nos expériences ensemble, de grands bonheurs (la venue d'une enfant) comme de grandes douleurs. Alors à partir de maintenant, je te promets qu'on va se faire du bien. »
(Si vous connaissez la méthodo Ho'oponopono, vous reconnaîtrez les quatre éléments centraux : désolé, pardon, merci et je t'aime.)

Tous les jours, essayez d'avoir un petit moment en « tête à tête » avec votre ventre. Parce qu'en fin de compte, c'est bien votre premier cerveau qui communique avec le second ! C'est très bizarre et un peu loufoque mais cette technique est souvent très efficace.

• AIMER SON VENTRE

Bien souvent, quand on a des maux de ventre, on n'est pas bien, ni dans son ventre, ni dans son corps. Alors plutôt que d'attendre que les maux de ventre aillent mieux pour se sentir bien, essayez de vous sentir bien tout de suite, et le reste devrait suivre plus facilement. Pour cela, il faut faire la paix avec son corps. Voici quelques idées pour commencer.

Exercice du miroir :
Mettez-vous devant un miroir et regardez-vous des pieds à la tête en imaginant que le reflet dans le miroir est le corps d'une fille que vous appréciez et que vous trouvez jolie (même si elle a quelques kilos en trop, par exemple). Parfois on a besoin de prendre un peu de recul pour pouvoir être empathique.
Regardez ce corps avec amour et bienveillance. Dites-lui pourquoi il est beau : la couleur de son teint, les courbes, la douceur de la peau, le rebondi du ventre et des hanches, la forme de la bouche, la brillance

des cheveux… Regardez tous les petits défauts avec tendresse : la vergeture, la cicatrice, le bourrelet, les petites rides, la cellulite… Et puis choisissez un baume ou une huile pour le corps qui sent bon et massez-vous, partout. Envoyez de l'amour où vos mains passent.

Si vous vous en sentez capable, revenez à l'image dans le miroir et réalisez que cette personne que vous avez trouvée jolie, c'est vous. On peut se mettre dans de jolis dessous, choisir un miroir que l'on aime, tamiser les lumières, danser langoureusement, prendre des photos artistiques. Pas question

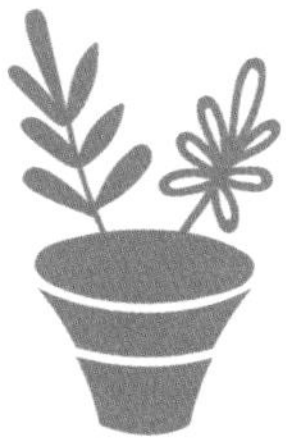

▶ ASTUCE NATURO : ***Massage aux huiles***

Je vous recommande un petit rituel tout simple qui aide à tous les niveaux : digestif, hormonal, génital, fascia, émotionnel.

Préparez une huile de massage aux huiles essentielles. (À ne pas utiliser sur des enfants ou une femme enceinte, ou allaitante. Dans ce cas, mettez uniquement les huiles végétales, sans les huiles essentielles.)

Surtout, il est important d'avoir chaud, alors préparez une bouillotte, une tenue confortable, une serviette-éponge et une couverture sur votre lit ou votre canapé.

Recette de l'huile de massage :

• 10 ml d'huile végétale (macérat de calendula, amande douce, jojoba, coco au choix…). Dans le cas de douleurs féminines, on pourra aussi utiliser l'huile végétale de bourrache, ou un macérat de pâquerette pour retendre la peau, ou encore une huile végétale de calophylle pour aider à cicatriser et à relancer la circulation sanguine.
• 5 gouttes HE estragon (antispasmodique = soulage les douleurs utérines).
• 5 gouttes HE bergamote (apaisante).
• 5 gouttes HE sauge sclarée (pour lutter contre le syndrome prémenstruel) – à ne pas utiliser si vous avez un cancer hormonodépendant ou des fibromes.
• 5 gouttes HE verveine exotique (antidépressive).

Mettre le tout dans un flacon et mélangez bien en le secouant.

Prenez-en un peu dans le creux de la main et massez-vous le ventre dans le sens des aiguilles d'une montre (en suivant donc le sens de la digestion).

Ajoutez la respiration au massage.

Allez ensuite en profondeur dans votre ventre, et ressentez toutes les zones de tension, massez plus doucement ou plus intensément sur ces zones selon votre ressenti. Votre ventre devrait être détendu de partout.

Reprenez contact avec votre ventre régulièrement.

de faire cet exercice dans une cabine d'essayage aux lumières blafardes qui font ressortir le moindre défaut, et donneraient l'impression à Laetitia Casta qu'elle est pleine de cellulite... Et puis prenez-vous dans les bras, oui, oui, vous-même ! Enlacez-vous, serrez-vous, et dites-vous que vous vous aimez pour toujours !

D'autres idées pour apprendre à vous accepter physiquement :

▶ Vous pouvez vous inscrire à des cours de danse entre femmes, qui prônent l'acceptation de soi, la bienveillance et la sororité : pole dance, danse orientale, hip-hop, effeuillage burlesque... tout ce qui se passe dans la sororité et la bienveillance, et qui fait bouger le corps, peut vous faire du bien.

▶ Vous pouvez aussi prendre un rendez-vous régulier avec vous-même et votre corps. Imaginez par exemple une soirée par mois, et prévoyez ce moment à l'avance : massage dans un institut, séance d'irrigation du côlon, séance d'ostéopathie viscérale, bain chaud aux huiles essentielles.

▶ Si vous êtes en couple et que votre amoureux ou amoureuse est partant pour vous aider à renouer avec votre corps, demandez-lui de l'aide.

- Il/elle peut vous dire ce qu'il/elle trouve beau chez vous tout en vous faisant des caresses, cela permet d'ancrer le compliment dans le corps.
- Il/elle peut vous prendre en photo de manière artistique ou vous dessiner, vous peindre... Même s'il n'a pas de grand talent d'artiste, l'amour et la beauté transparaîtront... Un peu comme lorsque votre enfant vous dessine ou vous dit que vous êtes belle.

Vous voyez ce dessin un peu farfelu mais vous voyez aussi l'amour et la sincérité qui transparaissent, n'est-ce pas ?

Eh bien, c'est avec ces yeux-là qu'il faut apprendre à se voir. Essayez aussi de vous détacher de la comparaison. Vous êtes vous, être unique et parfait. Mais si vous essayez d'avoir les mêmes jambes que la voisine, ça ne fonctionnera pas. Regardez la vidéo Ted « Pourquoi vous ne vous sentirez jamais la plus belle » de Charlie Danger. Et essayez de ne pas suivre trop de filles qui vous semblent parfaites, sur les réseaux. Vous pensez ainsi vous inspirer, mais en fait vous vous déprimez.

5 Et mes problèmes de peau... ça viendrait pas du ventre ?

Au niveau embryonnaire, le tissu qui formera la muqueuse digestive est le même que celui qui formera la peau. Depuis le tout début, peau et ventre sont donc liés. Et bien souvent, ce qui s'exprime sur la peau est présent aussi dans le ventre.

Au niveau symbolique, la peau est aussi un point de contact entre l'extérieur et l'intérieur, et un point de regard entre l'autre et nous. Si nous avons un rapport conflictuel avec les autres et le monde, il se pourrait que la peau l'exprime, en décidant par exemple de porter un masque ou un bouclier : épaississement de la peau, hyperproduction de sébum, peaux mortes qui s'accumulent... et donc boutons, plaques, eczéma, psoriasis...

Si mes intestins sont inflammés, ma peau (et tout mon organisme) le sera aussi. J'aurai des rougeurs, de l'eczéma, un prurit, des plaques... Ma peau sera aussi parfois gonflée et douloureuse. Il faudra alors gérer cette inflammation par divers moyens :

- Une alimentation anti-inflammatoire.
- Des techniques de gestion du stress.
- Prendre des oméga 3 (via des graines, des noix, des huiles et si besoin via des compléments alimentaires) et du curcuma...
- Faire de l'exercice physique, favoriser la transpiration, faire des saunas naturopathiques (des saunas secs sans ajout d'eau).
- Et puis, bien sûr, on ajoutera à ça tout le programme « santé du ventre » : assainissement du système digestif, réparation de la muqueuse, réensemencement du microbiote...

Enfin, si tout l'organisme est intoxiqué et les organes d'épuration fatigués, il conviendra de continuer à dériver les déchets vers la peau, organe d'élimination par excellence. La peau est une voie de sortie à privilégier (même si ça ne fait pas plaisir d'avoir des boutons... mais promis, c'est momentané), car c'est un très grand organe, capable de sortir les deux types de déchets de notre organisme (les colles via les cellules qui fabriquent le sébum, et les acides via les cellules qui fabriquent la sueur) et parce que c'est un organe costaud ! Dériver des déchets vers les reins ou le foie est beaucoup plus risqué pour ces organes, qui risquent de se mettre au chômage technique, ce qui est gravissime.

Alors parfois, on va voir un naturo pour des problèmes de peau, et on repart avec un protocole qui va aggraver le symptôme quelque temps... c'est une crise curative et c'est normal. Mais au moins, les effets seront durables, et la santé sera renforcée.

Et voilà, nous arrivons déjà à la fin de notre enquête sur le ventre. Il vous reste à découvrir une recette antidéprime, le programme RESET qui résume à lui seul presque tous les conseils du livre, et les fiches urgence qui vous seront sans doute très utiles. Nous espérons que vous comprenez dorénavant mieux comment fonctionne votre abdomen (entre organes digestifs, organes féminins, muscles et tissus de soutien) et pourquoi le système peut parfois s'enrayer et vous causer tant de douleurs et d'inconforts.
Ces connaissances seraient néanmoins vaines si elles s'arrêtaient là. C'est pourquoi les recettes, les trucs et les astuces ont été placés au fil des chapitres pour vous permettre de passer à l'action, de manière ciblée et thématique. Dans l'optique d'une réforme de l'hygiène de vie globale, fidèle à la naturopathie, il faudra s'attacher à améliorer l'assiette, les émotions et le mouvement. Vous pourrez ensuite ajouter d'autres techniques, selon vos préférences. Mais surtout, commencez par ce qui vous séduit et vous parle le plus. Et soyez toujours indulgente et bienveillante envers vous-même. C'est la première étape pour renouer la connexion avec votre ventre, et dénouer les tensions et émotions qui y sont attachées.

Prenez soin de vous et à très vite.

Marine et Laëtitia

Banana split antidéprime

Un coup de mou ? Besoin de réconfort ? On passe toutes par des moments où la nourriture devient, l'espace d'un instant, notre réconfort. Dans l'idéal, on ne devrait pas avoir besoin de nourriture pour traverser ces moments mais, comme nous ne sommes pas dans un monde idéal, voici une recette saine qui comblera vos envies de gourmandise. Satisfaction garantie ! Et en plus, il ne vous faudra que 4 ingrédients et quelques minutes pour la préparer.

Ingrédients pour 1 personne

- 1 yaourt de coco
- 1 banane
- 3 carrés de chocolat noir 70% minimum
- 1 poignée de noix de pécan

Faire fondre à feu très doux vos carrés de chocolat dans une petite casserole.

Dans un bol, verser un yaourt de coco bien frais tout juste sorti du frigo.

Couper une banane en 4 et l'ajouter au bol.

Verser le chocolat fondu sur la préparation.

Ajouter des noix de pécan coupées en morceaux.

Régalez-vous !

Conseil

Cette recette est personnalisable à l'infini et vous permet d'être très libre dans sa réalisation. Vous n'avez pas de chocolat ? Une purée de cacahuète ou d'amande le remplacera parfaitement.

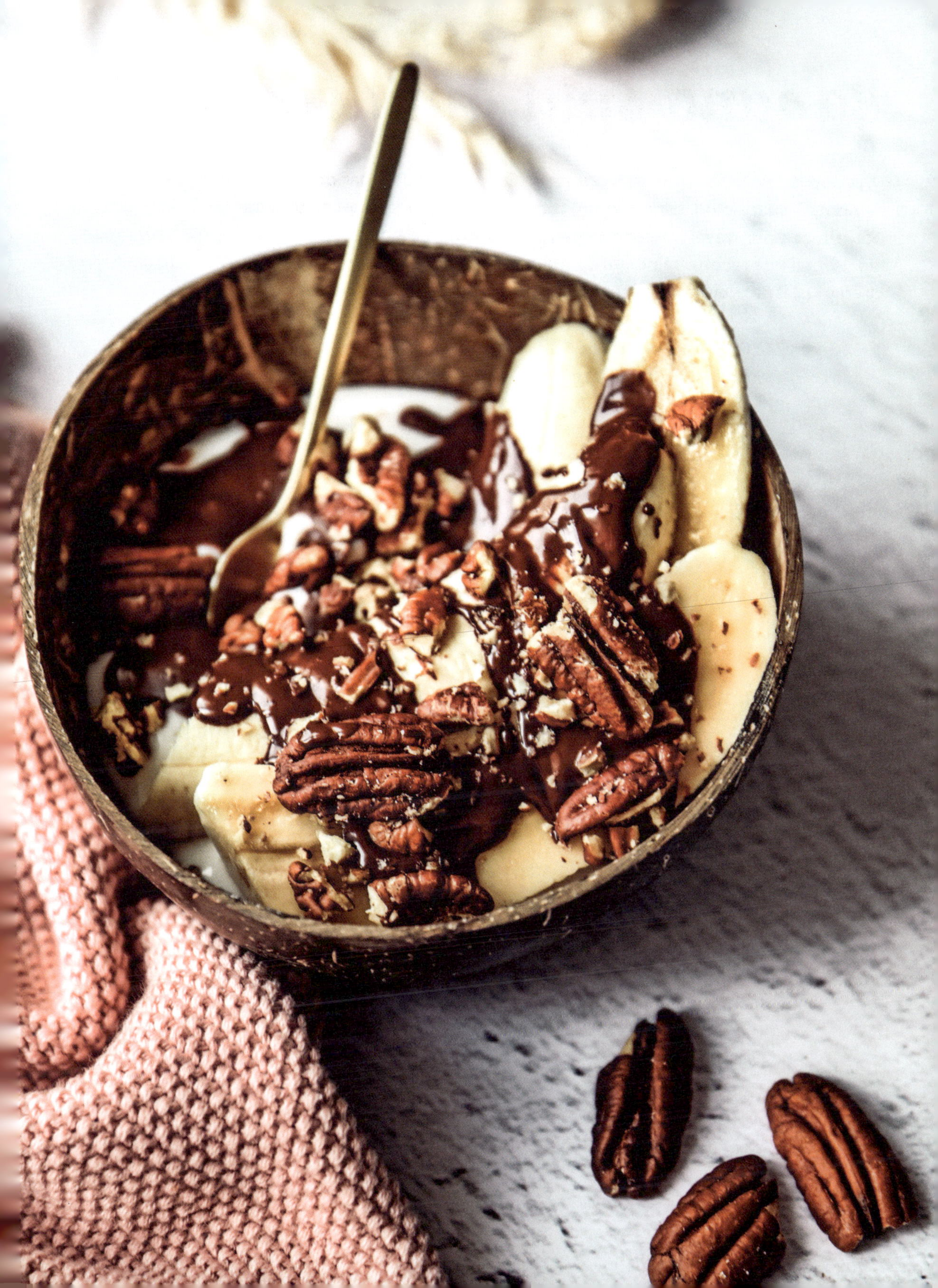

PROGRAMME RESET

Voici les étapes RESET de votre ventre, lorsque plus rien ne passe et que tout est détraqué. (Les durées sont indicatives et dépendent évidemment de votre cas personnel.)

PHASE ÉPARGNE DIGESTIVE : 3 À 10 JOURS

▶ Jeûne (accompagné), jeûne intermittent ou monodiète (de riz semi-complet, patate douce, pomme de terre, compote de pommes...). Testez et voyez l'aliment qui vous convient. Pendant 3 jours si possible, en étant préparée à vivre de petites crises curatives : maux de tête, nausée, boutons...

▶ Supprimer provisoirement (sinon vous allez être carencée) les fibres, si ce sont elles qui posent problème (voir régime sans résidus).

▶ Ajouter des jus de légumes sans fibres avant chaque repas.

▶ Infusions digestives (anis, fenouil, menthe poivrée et curcuma) entre les repas.

▶ Ajout d'huiles de première pression à froid riches en oméga 3 en assaisonnement.

PHASE RÉPARATION : 1 MOIS

▶ Utilisation d'eau argileuse tous les matins à jeun (attention à trouver une argile non polluée) et gel d'aloe vera en interne.

▶ Prise de glutamine (sauf si cancer du côlon) pour réparer la barrière (surtout si vous êtes sportive).

PHASE NETTOYAGE : 15 JOURS

▶ On augmente les jus de légumes très verts contenant de la chlorophylle qui assainit les intestins.

▶ On peut ajouter des jus d'herbe d'orge (ou poudre ou comprimés « green magma » ou mélanges en poudre de Purasana).

▶ On peut aussi (si les intestins le supportent) prendre des algues purifiantes : spiruline, chlorelle...

▶ On arrête le sucre (surtout si on a une candidose).

▶ Autre option : Pranarôm Oléocaps pour la santé des voies digestives.

Commencer tout cela très progressivement pour que l'effet nettoyage ne soit pas trop brutal.

PHASE ON RÉENSEMENCE : 1/3 MOIS

Probiotiques + aliments fermentés. Mes chouchous : gamme lactibiane de PiLeJe et Acidophilus 40+ de Solgar + (demandez conseil à votre pharmacien ou à votre naturopathe).

PHASE RÉINTRODUCTION : 3/6 MOIS

Une fois que vos intestins vont mieux, vous pouvez recommencer à intégrer des aliments, tout doucement, en laissant du temps après chaque réintégration. L'idée est de pouvoir réintroduire tous les fruits et légumes. Si vous vous sentez mieux sans produits laitiers et sans gluten, vous pouvez continuer de vous en passer ou limiter la dose pour ne pas recréer d'inflammation et de porosité intestinale.

FICHE 1

Turista et diarrhée

SOS (EN URGENCE ET DE MANIÈRE TEMPORAIRE) :

- Arrêter de manger et laisser son corps sortir ce qu'il a à sortir.
- Prendre dès le début de la crise du charbon activé.
- Si on a de la fièvre, ne pas chercher à la couper à tout prix, la laisser faire son travail en la surveillant.
- Prendre des huiles essentielles pour la turista (Pranarôm Oléopcaps).
- Quand on peut manger un peu, privilégier du riz cuit et de l'eau de cuisson du riz pour s'hydrater.
- Boire beaucoup d'infusions (avec de l'eau potable longuement bouillie) pour rester hydratée.
- Prendre des ampoules de sérum de Quinton pour se reminéraliser et garder une bonne hydratation.

APRÈS LA CRISE :

- Faire une cure d'eau d'argile ou d'eau argileuse.

ON ÉVITE :

- De prendre des antidiarrhéiques qui empêchent le corps de sortir les vilaines bactéries (à moins que ce soit avec l'accord d'un médecin qui vous met aussi sous antibiotiques).

EN PRÉVENTION D'UN VOYAGE :

- Faire une cure de probiotiques avant, pendant et après le voyage (chez PiLeJe – Lactibiane Voyage – des probiotiques qui résistent aux fortes chaleurs pendant 1 mois).
- Jeter les glaçons et demander les boissons sans glaçons.
- Éviter les produits crus, les produits laitiers, les crudités (qui peuvent avoir été mal lavées).
- Choisir des plats très cuits.
- Laver les fruits à l'eau de source en bouteille (pas écolo, mais provisoire).
- Avoir du charbon, des huiles essentielles, de l'argile dans les valises (ne pas les utiliser en même temps car l'argile et le charbon absorberont les huiles essentielles et autres médicaments avant qu'ils n'agissent).
- Mettre des huiles essentielles antivirales et antibactériennes sous ses pieds et sur ses mains (tea-tree, ravintsara).

2

FICHE

Constipation

À FAIRE :

- Manger plus de fibres végétales.
- S'hydrater+++.
- Ajouter du psyllium blond à ses compotes, yaourts, pains et gâteaux maison (1 c. à c par jour au début puis augmenter progressivement).
- Boire de l'eau de pruneau et des graines de lin trempées.
- Ajouter des bonnes graisses à son alimentation (graines, noix, huiles végétales).
- Bouger, marcher...
- Faire une cure de probiotiques.
- Si on pratique le yoga, privilégier les postures en torsion, en commençant par une torsion vers la droite.
- Renforcer sa sangle abdominale par des exercices sans pression sur le périnée (abdominaux hypopressifs).
- Consulter un ostéopathe.
- Envisager une irrigation du côlon.
- Faire un travail émotionnel : qu'est-ce que je cherche à contrôler, à retenir, à ralentir ? Ai-je eu une éducation sévère où je n'avais pas mon mot à dire ?

POUR L'EAU DE PRUNEAU :

Prendre quelques pruneaux dénoyautés.

Les mettre dans une tasse.

Ajouter de l'eau chaude.

Laisser reposer une heure.

Boire l'eau et manger les pruneaux.

POUR LE MUCILAGE DE GRAINES DE LIN :

Prendre 1 c. à s. de graines de lin.

Les mettre dans une tasse.

Ajouter de l'eau.

Laisser reposer une nuit.

À boire mélangé à du jus de pomme, ou bien à ajouter à une compote de pommes.

3

FICHE

Ballonnement

SOS (EN URGENCE ET DE MANIÈRE TEMPORAIRE) :

▶ Limiter les fibres.

▶ Stopper le gluten, les FODMAPs, les produits laitiers, le sucre.

▶ Prendre des tisanes digestives.

▶ Ajouter partout du curcuma (anti-inflammatoire).

▶ Marcher après les repas.

▶ Porter des vêtements amples qui ne bloquent pas la digestion (non aux ceintures, aux jeans et aux collants trop serrés).

SI ÇA NE SUFFIT PAS :

▶ Faire une cure d'huiles essentielles digestives et assainissantes (Pranarôm Oléocaps).

▶ Faire une cure de charbon noir activé (absorption des gaz et assainissement).

▶ Les plantes amies : fenouil, cumin, anis, menthe poivrée…

SOS ODEUR :

▶ On évite la putréfaction et on accélère le transit.

▶ Réduire les protéines animales dans l'alimentation (surtout si l'estomac est faible).

▶ Augmenter la part végétale (fibres + augmentation des bactéries qui fermentent pour prendre la place de celles qui putréfient).

▶ Psyllium blond (1 c à c. par jour puis on augmente la dose).

▶ Nettoyage : prendre du charbon actif pour absorber les gaz et assainir les intestins.

APRÈS LA CRISE :

▶ Faire le programme RESET pour remettre de l'ordre dans vos intestins.

▶ Ne pas boire trop pendant le repas pour ne pas diluer les sucs digestifs.

▶ Vérifier si on supporte les fibres des légumes, surtout crus, et les FODMAPs.

▶ Faire une cure de probiotiques après toute dysbiose ou antibiothérapie.

4

FICHE

Lourdeurs digestives et pause digestive

SOS LOURDEURS DIGESTIVES :

- Attendre d'avoir faim pour manger.
- Penser à manger avant de manger.
- Privilégier le cru en entrée (si les intestins le supportent, sinon des jus de légumes).
- Le matin, à jeun, une ampoule de sérum de Quinton (isotonique pour tout le monde ou hypertonique sur conseil de votre naturopathe).
- Boire une infusion digestive après le repas.
- Placer une bouillotte chaude sur le foie.
- Boire entre les repas.
- Boire au maximum un verre pendant le repas.

QUELQUES PISTES POUR METTRE SON SYSTÈME DIGESTIF AU REPOS :

Attention, si vous souffrez d'un trouble du comportement alimentaire, veillez à ne pas vous lancer dans ces mesures diététiques sans accompagnement et avis de votre médecin. Elles ont pour objectif de vous aider à retrouver de l'énergie et de renforcer votre santé, pas de vous faire maigrir (elles peuvent entraîner une perte de poids, mais ce ne doit pas être l'objectif).

MONODIÈTE :

- Un seul aliment sur un repas ou sur plusieurs (jusqu'à trois jours). Les cures les plus connues : raisin, riz semi-complet, pomme, banane, patate douce, pomme de terre...

Je recommande de faire une monodiète un jour par semaine (le lundi après les excès du week-end par exemple) ou encore plusieurs soirs de monodiète dans la semaine afin de profiter de la nuit pour bien se reposer.

JEÛNE INTERMITTENT :

- Règle des 16/8 : on jeûne 16 heures et on mange de manière équilibrée sur une plage horaire de 8 heures. En gros, on « saute » le repas auquel on tient le moins.

- Règle des 5/2 : on mange très légèrement pendant 5 jours et on se fait plaisir pendant 2 jours. Une autre forme de restriction calorique intermittente mais qui n'est pas du jeûne. On peut aussi faire du 80/2, c'est-à-dire 80% d'alimentation saine et 20% d'écarts sur une semaine.

5

FICHE

SPM et règles

POUR LUTTER CONTRE LE SYNDROME PRÉMENSTRUEL ET LES RÈGLES DOULOUREUSES :

▶ Prendre de l'huile d'onagre en complément alimentaire.

▶ Prendre des oméga 3 pour lutter contre l'inflammation (ou en ajouter à son alimentation en assaisonnement : huile de cameline, de lin, de chanvre...).

▶ Détox du foie (monodiète, jeûne, bouillotte sur le foie après les repas, infusions pour le foie ou ampoules en cure).

▶ Boire une eau filtrée.

▶ Alimentation IG bas et sans sucres ajoutés.

▶ Alimentation anti-inflammatoire : principalement végétale avec beaucoup de légumes verts, pas de gluten, pas de produits laitiers, très peu de viande, un peu de petits poissons gras, des graines, des noix, des fruits en dehors des repas...

▶ Se complémenter en magnésium (choisir un magnésium type citrate, bisglycinate ou glycérophosphate de magnésium avec de la vitamine B6) pour éviter les spasmes musculaires.

▶ Reprendre une activité physique douce.

▶ En dehors des règles : tester les bains dérivatifs.

▶ Limiter (ou arrêter) l'alcool, le café et l'ajout de sel.

▶ Petit tour chez un ostéo qui pratique des manœuvres intrapelviennes.

PENDANT LES RÈGLES/ DOULEURS PLUS PARTICULIÈREMENT :

▶ Bouillote sur le ventre.

▶ Massage avec une huile végétale et quelques gouttes d'huile essentielle de basilic tropical.

▶ Tester le yoga de la femme.

▶ Prendre soin de soi et s'aimer !

▶ Si besoin, faire une séance de micro-kiné ou d'EFT pour libérer les émotions (les vôtres ou celles de vos aïeules) coincées dans la sphère pelvienne.

Remerciements

À mon mari Khalid, qui m'a toujours soutenue.
À mes enfants Naïm et Farrah, qui me donnent de la force, de la motivation et de l'amour chaque jour (et un peu de fatigue aussi, soyons honnêtes).
À mes parents qui peuvent être fiers du chemin parcouru depuis ces années où ma santé était fragile et mes émotions perturbées. Merci d'avoir été à l'écoute, compréhensifs, présents et d'avoir eu tant confiance en moi et en la vie.
À ma sœur, Alice, psychologue, qui m'a ouvert la voie vers la compréhension des émotions et leur impact dans le corps.
À ma belle-sœur Nourah, qui m'a parlé la première de naturopathie.
Grâce à toi, j'ai enfin trouvé ma voie.
À ma grand-mère Andrée, qui a toujours fait de la naturopathie sans jamais le savoir et qui est encore en santé à 90 ans, grâce au yoga, à l'alimentation saine, aux aliments fermentés et autres techniques naturopathiques, que j'admire et que j'essaie d'imiter.
À Aïcha, qui est entrée dans ma famille, qui prend soin de mes enfants quand je ne peux pas le faire et me soutient au quotidien.
À Laëtitia, sans qui je n'aurai jamais eu le courage de me lancer dans l'écriture d'un livre. Merci pour ta créativité dans les recettes et les belles photos qui mettent notre propos en valeur. Merci aussi pour notre amitié.
À Jeanne, notre éditrice, qui a toujours su nous guider, avec douceur et efficacité, et qui m'a donné confiance en mes capacités.
À Lydia, notre super graphiste !
À vous trois, un grand merci pour cette aventure entre sœurs, complémentaires et partenaires... Je suis fière de notre belle équipe de femmes !
Marine

Je souhaite remercier Marine, mon amie et coauteure, et Jeanne, notre éditrice, pour ce magnifique travail à six mains. Sans elles, ce livre ne serait pas ce qu'il est.
Je souhaite remercier mes proches (mon conjoint, ma famille et mes amis) qui sont toujours d'un grand soutien lors de mes nouveaux projets.
Il me donne la force dont j'ai besoin pour avancer.
Je souhaite remercier mes lecteurs sur le blog et les réseaux sociaux pour leur soutien et leur enthousiasme pendant la préparation de ce nouveau livre.
Laëtitia

Imprimé en Espagne en mars 2020
par Estella Graficas (31132 Villatuerta-Estella)

N° d'imprimeur :

Dépôt légal : avril 2020

Édition : 01